子どもの人生は「腸」で決まる
3歳までにやっておきたい最強の免疫力の育て方

Dirt Is Good: The Advantage of Germs for Your Child's Developing Immune System

ジャック・ギルバート Jack Gilbert, Ph.D.
ロブ・ナイト Rob Knight, Ph.D.
サンドラ・ブレイクスリー Sandra Blakeslee
〔著〕

鍛原多恵子〔訳〕

東洋経済新報社

子どもたちに

はじめに——子どもは土を食べて良い

「子どもが土を食べても大丈夫でしょうか？」

これは、世界中の親が毎日のように私たちに浴びせるたくさんの質問の1つだ。みな子どもの健康が心配で、ネット上の情報に混乱してもいる。

でも、なぜ私たちに聞くのだろう？

マイクロバイオームって何？

私たち2人が、ヒトのマイクロバイオームの専門家だからだ。マイクロバイオーム？「ばい菌」のこと？　そんな誤解もしょっちゅうだが、マイクロバイオームは人体に棲みついた有益な微生物種と、状況によってはあまり歓迎できない結果をもたらす一部の微生物種の集合体（微生物群集）である。この目に見えない小さな生き物たちは、食べ物を消化し、ビタミンをつくり、病気を治し、諸器官を形づくり、免疫系を調整する。いろいろな面で私たちを支え、私たちの行動にまで影響をおよぼしている。

細菌は病気の元だから何が何でも退治しなくてはいけない。そう思う人は多い。でもそれは間違っている。危険な間違いだ。微生物にかんする最新の考え方によれば、人体の内外にいる細菌の大半は有益だし、私たちの生存に欠かすことができない。細菌を退治してしまえば、そのつけは私たちに回ってくる。古くから恐れられてきた病気をすべて根絶したいと願うあまり、私たちは現代病というパンドラの箱を開けてしまった。現代病はゆっくりと進行する辛い慢性病で、いまや世界中で流行している。肥満、喘息、アレルギー、糖尿病、セリアック病、過敏性腸症候群、多発性硬化症、関節リウマチなどたくさんある。

近年のマイクロバイオーム研究は目覚ましい発見をもたらし、ここ数年でバイオメディカル研究の地味な分野から人目を引く分野になった。いまや新聞や雑誌、TEDトーク（私たちも講演した）、ドキュメンタリー、テレビやラジオのトークショー、ポッドキャストなどは、この話題でもちきりだ。もちろん、ネット上も例外ではない。ネット空間は膨大な量の広告や誤った情報にあふれ、子を思う親たちの混乱と心配に拍車をかけている。

親はみんな不安に思っている

私たちはこの分野の専門家なので、さまざまな場面でいろいろ助言を求められる。

たとえば、ロブが飼い犬と健康なマイクロバイオームにかんする講演を終えたとき、聴衆の中にいたあるエンジニアが歩み寄ってきた。ちょっと不安げな面持ちでこう聞く。「うちの息子は近所の遊び場が好きで、とくに砂場とジャングルジムがお気に入りです。毎日、そこへ行きたがります。でも、私にはその遊び場は不衛生に思えるのです。ガムの包み紙や犬の糞が落ちていて、いたるところにハトがいます。息子が病気になったりすることはないでしょうか？」

ロブがタクシーに乗ったときのこと、お互いの仕事について少し会話を交わしたあと、頭が薄くなりかけたそのタクシー運転手が後ろを振り返ってさも困っているかのような顔をした。「そうだ、あなたなら息子を助けられるかもしれない。息子は糖尿病を患っていましてね。まだ3歳なのにとても太っています。妻も私もどうすれば良いかわかりません」

ロブの職場の清掃員が浮かない表情を顔に浮かべ、ホールを歩いていた私たちを呼び止めたこともある。「私たちはあらゆる物に抗菌剤を使うようにと指示されていますが、それで良いんでしょうか？　私は2つの小学校で仕事をしていて、家にも5歳の子がいます」

私たちがマイクロバイオームの専門家だと知らなくても、同じような質問をされることもある。アメリカの自然食品系スーパーチェーンのホールフーズ・マーケットにある天然サプリメントのコーナーで、プロバイオティクス（有用菌）の棚を見回していた女性がだれにともなく尋ねた。「どれが本当に効くかご存じの方いらっしゃいませんか？　娘の下痢がちっとも良くなりません。もう、どうしたら良いんだか！」

よくわかる。私たちにも子どもがいるから、幾度となく身の縮まるような思いをしてきている。子どもの具合が悪いのに、どうしたら良いか見当もつかないこともあった。それは、出産から始まった。私たちはどちらも、最初の子の出産でたいへんな体験をしたのだ（私たちは少なくとも当時はそう思っていた）。

ジャックの息子ディランは、胎便にまみれて生まれてきた。胎便とは新生児が排泄する黒っぽい緑色の便である。ディランは産道で排便したのでただちに抗生物質を投与され、様子を見るために病院に1泊させられた。胎便を吸引していた場合に備えての処置だった。もし吸引していれば、まっさらな肺が重い感染症を起こすからだった。ディランは6か月になるまで繰り返し下痢に苦しみ、のちに酵母感染によって何度か全身に炎症を起こした。赤い発疹に白い斑点が浮き上がった。耳感染症にかかったときは、吠えるというか咳をするというかそんな泣き方をした。6歳で高機能自閉症と診断された。現在この病気は、マイクロバイオームとの関連性が指摘されるようになっている。

ロブの娘は陣痛が長引いて仮死状態に陥り、心配した両親は不本意ながらも帝王切開に同意した。それでも、2人は自然分娩（経膣分娩）の利点を完全にあきらめたわけではなかった。ロブの研究で、自然分娩が新生児に有益であるという強力な証拠が得られていたからだ。娘の誕生から1時間後、病院のスタッフが2人だけにしてくれて、ロブが綿棒を何本か取り出した。ロブは綿棒でパートナーのアマンダの膣分泌液を採取し、生まれたばかりの娘の口、鼻、耳、顔、皮膚、会陰部に塗った。帝王切開による分娩では得られない母親のマイクロバイオームとの出合いの機会を娘に与えたのだった。ロブがこの方法を選んだのは、生まれたばかりの娘にとって何が良いかについて最新の科学的証拠の知識があったからだった。というより、彼自身がこの証拠の発見に関与していたのだった。

最新科学にもとづくアドバイス

本書の目的は、マイクロバイオームと子どもの健康および発達にかんする最新の科学的な助言をすることにある。どのような治療、薬、食べ物、環境、暮らしが、乳幼児に良い影響を与えるか、あるいは悪い影響を与えるのか？　子どもの健康と発達を守るために何ができるか？　何が良くて、何が悪いのか？　わが子が丈夫に育っているか、そうでないかをどうすれば知ることができるのか？　誤った情報はどれで、信頼できるのはだれなのか？

私たちは医師ではないので医学的な助言はできない。しかし、世界の医師や医療関係者に信頼されている研究の裏づけとなった大量のデータをともに提供してきた科学者として、みなさんの質問に対して証拠に裏づけられた答えを示すとともに、微生物と健康についてどう考えるべきかを提案することならできると思う。質問には可能な限り、ヒトを対象に行われた臨床試験で得られた情報にもとづいて答えたい。しかし、ヒトを対象とした完璧な実験をすることは不可能であるか倫理にもとる場合が多い。そのような場合には、異なる集団間の差異を見る観察研究と、動物実験や試験管実験の組み合わせに頼ることになる。ヒトにかんする観察（たとえば、太った人と痩せた人のマイクロバイオームが異なるという観察）は、より詳細な実験（痩せた人の特定の微生物を与えられたマウスは痩せる）につながる場合が多い。一般にこの実験から臨床への移行によって、ヒトを対象にした研究のみ考慮した場合と比べて、生物学的メカニズムにかんしてはるかに多くの知識を得ることができる。

それでも、移行はいつも完璧であるわけではなく、ヒトを対象とする研究から遠ざかるにつれて得られる結果はヒトに当てはまらなくなることを忘れないことが大切だ。

本書ではまず微生物とヒト・マイクロバイオームにかんして手短に説明をしたあと、子どもの発達を胎児期、誕生、乳児期、幼児期、未就学児童期へとたどっていく。発達期ごとの疾患、診断、治療的介入にとくに注目する。各章では、いちばんよく尋ねられる質問に答えていこうと思う。答えが、すぐに次の質問とその答えにつながる場合も多いだろう。本書は、できる限り同じ部屋で話していると感じられるように書いたつもりだ。

好むと好まざるとにかかわらず、マイクロバイオームは子どもがいる親が持つたくさんの心配事の1つになってしまったようだ。

目次

第8章 アレルギーや病気を防ぐ子どもの食事

第9章 子どもの腸内微生物は大人とはまるで別物

第10章

腸と脳はつながっている

Question 76

第13章 子どもの病気と微生物の関係 271

第14章 マイクロバイオーム検査の活用

第1章

微生物が支配する惑星と人類

およそ45億年前、塵とガスから成る円盤から原始惑星が誕生した。生命のいないこの溶融した惑星は有害なガスを放出していた。やがて冷却すると、固まった地殻の表面に液体状の水が（彗星の衝突によって）溜まった。

10億年後、地獄さながらだった惑星は大きく変貌していた。生存に宿主を必要としない原核生物や古細菌と呼ばれる単細胞生物がひしめいていた。これらの生物は大群をなして海底や火山性の高山の山肌に堆積して薄い層（微生物マット）を形成した。こんにちでも、これらの微生物は陸海のもっとも熱い場所や冷たい場所で生きている。アンモニア、水素、硫黄、鉄など、ほぼ何でも食べる。

生物学をめぐる最大の謎の1つが、これらの生命がどのようにして誕生したかだ。生き物ではない化学物質が、どのようにして細胞膜をつくり出し、自己増殖し、餌を食べて、自己修復したのだろうか？　かつて科学者は、「原始のスープ」に雷が落ちて、突如として有機生命体が——フランケンシュタインのように——生まれた、と考えていた。

現在の見方は、これよりほんの少しだけ洗練されている。既知の微生物の遺伝子解析で得られた最近の証拠によれば、生命の起源は深海で熱いガスを噴き出している熱水噴出孔(1)にたどることができる。つまり、現代の遺伝子解析によって知ることのできる最初の細胞は、熱くて、真っ暗で、鉄と硫黄をふくむ環境で水素ガスを食べて生きていた。それは生きるためのエネルギーを得る術を見つけたのだった。

長期にわたって、微生物の暮らしはさほど変わらなかった。やがて、無数の進化実験を経て、一部の微生物が太陽光のエネルギーを使って二酸化炭素と水を食べ物に変える能力を獲得した。光合成として知られるこの過程によって、大量の酸素がつくられた。私たちが呼吸する空気はこれらの微生物によってつくられたのだ。そして、今も微生物は酸素をつくっている。

地球の誕生について述べたのは、少し想像しづらい事実を理解していただくためだ。つまり人類は、肉眼では見えない微生物が自分たちの生存を賭けて支配する惑星上に暮らしているということである。30億年というもの、地球上にはこれらの微生物しかいなかった。これらの微生物が生物圏をつくり、炭素、窒素、硫黄、燐《リン》、そのほかの栄養素の循環を地球規模で維持してきた。地球上の土壌はみな微生物がつくったものだ。そして、いちばん重要なことは、これらの微生物が多細胞生物——人類をふくむ動物や植物——が進化する条件を整えてくれた点にある。

微生物は、(真正)細菌、古細菌、真核生物の3ドメインに分けられる。細菌は単細胞生物で、俗にばい菌などと呼ばれる。古細菌も単細胞生物だが、極度に苛酷な環境でも生きていられる。真核生物に分類される微生物は、真菌と原生生物に分かれる。この3ドメインのどれにも属さないのがウイルスである。ウイルスが生物かどうかは意見の分かれるところだが、ウイルスは周囲の細胞を使って効率良く繁殖する。これらのマイクロバイオータ（真正細菌、古細菌、真菌、原生生物、ウイルス）が、植物、動物、生態系それぞれのマイクロバイオームを形成している。

地球上にいる細菌の数は、10の30乗（1のあとに0が30個つく数）と推測されている。この数字は私たちの銀河にある恒星の数より大きい。ウイルスの数は、それより2桁以上大きい。最新の推定によれば、地球上には1兆種の微生物が棲息し、その99・999％が未発見であるという。(2) 細菌を1列に並べたら、その「菌の鎖」は地球と太陽のあいだを200兆回往復する。

このことが意味するのは、微生物学という学問は全体の1％にも満たない微生物にもとづいているということだ。私たちはデータベース作成と称してわずか5万種のゲノムを解析しただけであって、残りは依然として謎のままなのだ。これらの謎の細菌を実験室で培養することはできない。これらの細菌には名称もない。機能もわかっていない。私たちは微生物のダークマターの中で暮らしているのだ。

とはいえ、生命体の生態や、単純な法則が複雑性を生み出す方法について、多くのことが明らかになってきてはいる。生物の活動はすべて進化、競争、協同の原理にもとづいている。そして微生物は協同の大家だ。たとえば、ある微生物の廃棄物が、そばにいる微生物の餌になる。彼らは自分がどんな生き物で、どんな生き物が隣にいるかを把握しているのだ。また遺伝情報を共有する。子孫のみならず、隣にいる個体や異種の個体にすら遺伝情報を受け継がせる。

競争にかんして言えば、微生物の世界は果てしない争いの場である。同じ餌を食べる微生物どうしは、なんとか相手を出し抜く方法を見つけようとする。競争相手どうしの細菌とウイルスは、数十億年にわたって戦いつづけ、その過程でありとあらゆる化学反応、ありとあらゆる攻撃と防御戦略、生命の書に記されたありとあらゆる生存術を生み出してきた。

もう1つ信じがたいのは、これらの肉眼では見えない微生物の総重量は、肉眼で見える生命体の総重量の1億倍あるということだ。微生物を全部足し合わせると、肉眼で見える動植物――クジラ、ゾウ、熱帯雨林――全部を合わせたより重いのだ。

肉眼で見える生命体の大半は真核生物から成る。これらの単細胞生物は核を持ち、この6億年で地球上の大型生物すべてに進化した。私たちは真核生物だが、それは私たちの体を構成する細胞が真核生物だからだ。ところが、単一の細胞しか持たない微小な真核生物とちがって、人体は数十兆個の細胞から成る。これらの細胞は異なる身体部位に分化しているが、どの細胞を取っても私たちの遺伝子コードを核の中に持つ。第2章で見ていくように、私たちの真核生物としての細胞は微生物とたくさんの特殊な関係を結んできた。

ヒトのマイクロバイオームの話に進む前に、微生物が暮らしているもっと苛酷な場所を少しご紹介しよう。

細菌と古細菌は、南米の火山にある火星に似た条件の土地で暮らしているのが確認されている。そこは水がなく、極端な温度で、紫外線量が多い。これらの微生物は、地球内部から噴出してくるガスからエネルギーと炭素を取り出して生きている。

海には少なくとも2000万種の海洋微生物がいて、海中のバイオマスの50~90%を占める。南米西岸沖の海底には微生物マットが広がっていて、およそギリシャほどの面積がある。ニューファンドランド島沖の海底から約1500メートル下の地層から掘り出された泥土には、びっしり微生物がふくまれていた。

熱水噴出孔付近の細菌は、岩石、海底、イガイやハオリムシの体内などどこにでも遍在する。高温高圧で、酸性度やアルカリ度、塩分濃度が高い熱水中で生きていける。高温菌と呼ばれる細菌は、110℃を超える温度でも繁殖する。イエローストーン国立公園の熱水泉の色を群青色、緑、オレンジに染めるのはこれらの高温菌である。

微生物は世界でもっとも地球深部にある金鉱の岩石の中でも見つかる。鉱山で金を「食べる」小人国リリパットの住人なのだ。

最近、アパラチア盆地に広がる頁岩層《けつがんそう》に掘られた立坑で、カンディダトゥス・フラキバクターという新しい属名の細菌が発見された。坑内排水系に好酸性菌がいることも確認されている。

2010年にメキシコ湾で起きた石油掘削施設「ディープウォーター・ホライズン」の

原油流出事故後には、微生物が原油や天然ガスを食べた。毒性の強い炭化水素の混合物をむさぼったという。

微生物はプラスチックも食べる。1年に800万トンものプラスチックが海に捨てられている。問題は、プラスチックは分解するのに少なくとも450年かかることにある。北太平洋の中央に「太平洋ゴミベルト」と呼ばれるプラスチックゴミが大量に漂う海域があり、そこにはこのプラスチックを食べて生きる約1000種もの異なる微生物がいる。ゴミ埋め立て地には大量のポリエチレンテレフタレート（PET《ペット》）が捨てられている。PETは、ミネラルウォーターのボトル、サラダスピナー（野菜水切り器）、ピーナッツバター容器などの製造に使われる。この樹脂はアメリカでいちばんリサイクル率が高いとはいえ、全体の3分の2が家庭ゴミとして廃棄される。さきごろ、研究者が沈澱物、土壌、排水、汚泥のサンプルを250個採取し、この樹脂を好む微生物がいないか調べた。果たして、イデオネラ・サカイエンシスが発見された。

微生物はウランすら食べる。日本で起きた福島第一原発事故では、汚染した海水を除染するために真菌が使われた。

なかには約65キロメートル上空に暮らす微生物もいる。超高層大気中では、これらの微生物が雲、雪、雨の形成に手を貸す。雨が樹木の葉に降り注ぐと、雨滴にふくまれていた微生物によって（本来なら凍結しない条件でも）水が凍って氷の結晶を形成する。氷の結晶ができると葉の組織が損傷を受け、この部分から微生物が樹木の内部に侵入する。いったん内部に入ってしまえば、微生物は樹木の資源を利用する（もちろん、木のほうではこれを感染だと思う！）。

細菌は宇宙空間でも生きていられる。スペースシャトルに乗り込んで、国際宇宙ステーションに忍び込む。ロシアの宇宙飛行士が微生物を1年間宇宙船ミールの外側の宇宙空間にさらしておいたところ、一部は生き延びた。アメリカ航空宇宙局（NASA）の科学者たちは、火星ではときどき水路ができるらしいので、探査ロボット「キュリオシティ」を使ってこの水路を調べたいと考えている。しかし探査ロボットには地球起源の微生物が付着しているかもしれず、水があれば繁殖する。だから、世界の果ての水源を汚染しないように、あまり近づかないようにしなくてはならない。

微生物は家庭内にも大量にいる。極端な条件を好む好極限性細菌は、食器洗い機、自動湯沸かし器、洗濯機の漂白剤ディスペンサー、浴槽などにいる。家庭内のあらゆる表面、水道水の中にすら潜んでいる。私たちは微生物を利用して食物、医薬品、アルコール、香水、燃料をつくってきた。抗生物質はほぼ例外なく微生物の力を借りてできたものだ。

そんな甘い話ばかりではないと言うかのように、微生物はあなたが死んだら食べてくれる。

第2章

子どもの
マイクロバイオームは
3歳で決まる

第1章で述べたように、地球には地球のマイクロバイオームがある。微生物は、あまねく存在する。土にも、空気にも、水にも、森にも、山にも、水圧破砕に使った水にも、金鉱山にも、自動湯沸かし器にもいるのだ。

動物にも動物のマイクロバイオームがある。あなたとあなたの子のように、動物も生まれるときに母親やほかの動物、環境からマイクロバイオームを受け継ぐ。コモドオオトカゲの子どもの皮膚や口には、周辺環境と同じ微生物がいる。タコの卵には受精後数時間で有益な細菌が棲みつく。チスイコウモリやコアラの子どもは母親から受け継いだ微生物のおかげで、とても特殊な餌を消化することができる。

生き物はそれぞれに異なる微生物群集と共進化してきた。シロアリが木を消化できるのは、腸内にいる細菌のおかげである。これらの細菌がシロアリには消化できないセルロースを分解してくれるのだ。ウシが草の栄養素を消化吸収できるのは、4つの胃に棲み暮らす微生物のおかげだ。アリマキは腸内細菌に大きく依存していて、これらの細菌にアミノ酸などの必須栄養素をつくってもらっている。アリマキはこの機能のための遺伝子を持っていない。腸内細菌が持っているのだ。

ヒトにもマイクロバイオームがある。きっとあなたも、人間の細胞数の10倍もの微生物が体内にいるとどこかで読んだことがあるはずだ。残念ながら、この比率は1972年に行われた概算の結果で、このイメージがとても強烈だったためにいまだに残っている。より最近の分析によれば、この比率はヒトの細胞1個につき1・3個の微生物とされている。[1]つまり、平均的な男性なら40兆の細菌細胞と30兆のヒト細胞を持つことになる。体の大きさと性別によって比率にちがいが出るが、イメージは湧くだろう。私たちは超個体なのだ。あなたは約1万種の微生物を体内に棲まわせ、それらの微生物の総重量は約1・5キログラムにもなる。これは、あなたの脳とほぼ同じ重さである。

マイクロバイオームの定義を思い出していただきたい。それは協力して生きているすべての微生物、そしてそれらの遺伝子の総体だ。

ヒトと比べると、微生物が優位に立っている。ヒトの遺伝子1個につき少なくとも100個の微生物の遺伝子があり、これらの微生物の遺伝子が、食べ物にふくまれる炭水化物（食物繊維と糖質）の消化からビタミンの産生まで、あなたの体内で起きている生化学活動の多くを司っているのだ。

だが重要なのは、マイクロバイオームはあなたが毎日変えることができるし、実際に変えてもいるゲノムであるということだ。ヒトゲノムは一生変わらないが、マイクロバイオームのゲノムは私たちが食べる物、まわりの環境、私たちが飲む薬、私たちの健康状態によって変わる。そして、乳幼児期ほどこのことが当てはまる時期はない。

私たちの研究の目的は、健康増進のためにマイクロバイオームをどう変えれば良いかを知ることにある。これはある重大な事実を突きつける。あなたのお子さんのマイクロバイオーム、とりわけ腸内マイクロバイオームは、誕生から3歳まではきわめて流動的なのだ。毎日、毎週、手当たりしだいに微生物を獲得するという一般的なパターンを示す。

3歳までに、お子さんのマイクロバイオームは大人のものに近くなる。より安定して、状況が変わっても元に戻る。すべての重要な微生物はすでに存在していて、お子さんの体の湿った部分でも乾いた部分でも暮らしている。微生物はそこにどっかりと腰をすえ、病原体を排除し、食物繊維を分解し、免疫系を調節し、精神の健康にすら影響を与える。

つまり、生後3年の期間がきわめて重要であることになる。この幼い時期に介入することとは、健康と病気に長期にわたって最大限の影響を与える。この時期に起きるできごとにはあなた（ほかのだれであろうと）の裁量ではどうにもならないこともあるが、お子さんが一緒に時間を過ごす人たち、食べる物、訪れる場所、飲む薬が一生涯続く影響を与える。つまり、生後間もないころに遭遇する人や物が、お子さんの健康を守る微生物を植えつけてくれるのだ。

だから土がとても大切になる。土壌には膨大な種類の無害な細菌がふくまれていて、体内の常在菌にならなくても、お子さんの免疫系を強化する複雑な特質を持っている。とかく免疫系が活発にはたらいている状態（炎症が起きている）が望ましいと考えがちだが、事実はその反対だ。強力な免疫系は必要なときに炎症を抑えてくれる。訓練を重ねたアスリートの心臓が運動中は活発にはたらくけれども、普段は心拍数が低いのと同じ理屈だ。

微生物は思わぬところにもいる。ある友人がこんなことを言っていたのをロブは覚えている。「母親というものは想像もできないようなことを言うものだ。『猫のそんなところに指を突っ込んではいけません』なんて言うんだからね」

ここで、人類の進化史を振り返ってほしい。私たちは狩猟採集者から初期の農耕者へと進化した。土に親しみ、動物を狩り、野生の食用植物を集めて生きてきた。自分たちのまわりをすっかり清潔に整えたのはここ200年くらいなのだ。

あなたのお子さんは、このような過去に照準を合わせた生物学的プログラムを持ってこの世に生まれ出てくる。だから、欠けているものを常識的な範囲で付け加えてあげれば良いのだ。この本ではどうすればそれができるかを述べていこう。

なお本書では、「良い細菌」と「悪い細菌」というような表現を使うが、細菌はかならずしもどちらかに分類できるものでもない。たとえば、大腸菌やチフス菌は一部の人では病気を発症させるが、大部分の人は感染しても健康なままだ。私たちの免疫系は細菌とうまくわたり合っている。有益な細菌を近づける一方で、近づけすぎないように調節しているのだ。

第3章

微生物は妊娠に重要な役割を果たす

Question 1

マイクロバイオームは妊娠に影響しますか？ 細菌と不妊には関係があるのですか？

よくある質問だ。妊娠に苦労する人は決して少なくない。なぜ子が授からないのかと納得できないでいる。残念なことに、明確な答えにつながるようなデータはほとんどない。だが、活発な研究が進められている。

たとえば、細菌性膣炎（BV）と不妊のかかわりを調べる研究がある。細菌性膣炎は、膣内に普段あまりいない細菌が何らかの理由で過剰に繁殖して起きる。研究者は、この病気が妊娠あるいは体外受精後の着床の妨げになるかどうかを調べている。[1]

この病気はきわめて一般的だ。白または灰色の魚臭いおりものなどの症状がある。かゆみや痛みはあまりない。細菌の活動が活発な場合には、後天性免疫不全症候群（AIDS）のような性感染症にかかるリスクが2倍になる（ただし、膣マイクロバイオームの構成によってはこれほどのちがいが認められない場合もある）。細菌性膣炎は早産との関連も指摘されていて、ジャックの研究室でも研究が進められているものの、因果関係はまだ見つかっていない。

細菌性膣炎は膣マイクロバイオームのバランスが崩れたとき、とくにラクトバチルス属の細菌（乳酸桿《かん》菌）が減ったときに起きる。なかでも頻繁に膣洗浄をする人の罹患率が高い。つまり、短期的に膣を「きれいにしすぎる」と、長期的な問題につながるのだ。医療関係者の一致した助言は、膣洗浄は利点より害悪のほうが多いというものだ。彼らが指摘する害悪は不妊から子宮がんまでと幅広い。

妊娠、胚喪失、流産にかんする23の研究結果をメタ解析したところ、細菌性膣炎と妊娠初期の数週間における胚喪失とのあいだに因果関係が認められた。感染があると胚が子宮壁にうまく着床できないようだった。着床は妊娠が成功するための初期段階の1つである。炎症が原因と思われるが、細菌性膣炎がどのようにして炎症を起こすのかについて正確なところはわかっていない。[2] いずれにしても、もし妊娠を望んでいるのに細菌性膣炎と診断された場合には、抗生物質による治療が可能な場合が多い。

それでも、炎症と不妊のつながりが十分に解明されているわけではない。たとえば性感染症であるクラミジア感染症にかかっているが、骨盤内の炎症を治療していない女性の場合には、クラミジア感染症は不妊と関連していて新生児にも感染する。クラミジア感染症のおもな原因菌クラミジア・トラコマティスとヒト細胞を実験室のペトリ皿で培養し、抗炎症効果のあるプロバイオティクスであるラクトバチルス・クリスパタスを加えると、クラミジア・トラコマティスはヒト細胞を攻撃しなくなる。つまり、炎症と不妊につながる病原性細菌の感染は良い細菌によって防げるのだ。
妊娠初期に繰り返し胚喪失してしまう女性は不妊と思われがちだが、膣マイクロバイオームと炎症が妊娠を妨げているだけかもしれない。将来、炎症を抑えられるようになれば言うことはない。妊娠を望んでいるなら、天然のラクトバチルス属菌またはプロバイオティクスの新株をふくむヨーグルトを膣に塗れば良いと思うかもしれない。受精能力を持つ男性の精子にも、ラクトバチルス属菌が多くいることが小規模な研究によってわかっている。[3] それでも、これが良い結果につながるという確証はなく、セックスに際して膣やペニスにヨーグルトを塗ることは現段階ではお勧めしない。とはいえ、いつか新たな治療法につながりそうなアイデアだとは思う。実際に自分で試すより、臨床試験の結果を待つほうが良いだろう。

Question

2

パートナーのマイクロバイオームは胎児に影響がありますか?

良い質問だ。データはまだない。基本的に、答えはイエスだろう。あなたのマイクロバイオームは胎児に影響を与えるし、あなたとパートナーはマイクロバイオームをやりとりするのだから。カップルはあらゆる細菌を互いに受け渡し、性行為と生活空間を共有するので、双方のマイクロバイオームは似てくる。(4) それでも、たとえば職場のように空間を共有するだけでは、あなたとあなたのパートナーのように一緒に暮らして互いに触れ合う2人ほどマイクロバイオームが似てくることはない（興味深いことに、犬を飼っているカップルは、そうでないカップルよりマイクロバイオームが似てくる。(5) だから犬を飼ったら相手とより近い存在になれるかもと思っているなら、答えはイエスだ。少なくともマイクロバイオームにかんして言えばそうだ）。

だが全般的に見るなら、互いに細菌を受け渡すだけで、2人が共有する微生物が胎児に影響を与えることは意味しない。性感染症が妊娠の成否、そして早産にも影響するのは明白だ。しかしカップル間の微生物の共有が胎児に良い影響を与えるか、あるいは悪い影響を与えるか、という問いに答える研究はまだ一例もない。とても良いマイクロバイオームを持つパートナーなら、胎児に良い微生物を与えてくれると思うかもしれない。だが、このことを示す証拠もない。まあ、パートナーと寄り添って暮らすに越したことはない。悪いことではないし、良い時間を過ごせる。

Question

3 妊娠する前に歯の治療をすませるべきですか？

歯を診てもらうのは良いことだ。口腔が不健康だと、口内炎ができたり歯茎から出血したりする可能性がある。口内の細菌が血液中に入ると、動脈の内壁にへばりついて血管壁をとおり抜けやすくなる。[6] こうなると、有害な病原性細菌などをふくむほかの細菌も血液中に侵入してくる。[7]

いったん血液中に入ると、細菌は胎児を包む胎盤壁に達し、絨毛羊膜炎という感染症を起こす。[8] 悪さをする細菌が体内に入るのは女性の膣をとおしてのみだと医師はかつて考えていたが、近年の研究によって口から入ることもあるとわかった。侵入する細菌には無害で、病気を発症させるような遺伝子を持たないものもある。しかし病原性細菌がふくまれていると、早期陣痛と早産になる恐れがある。[9]

これまでのところ、この感染経路は実証されているというより仮説に近かった。胎盤組織を調べても、口腔起源の細菌はほぼ発見できなかった。組織分析で発見された細菌は、ほかの経路から侵入したと思われた。ある臨床試験では、早産を防ぐ目的で妊娠中の女性に対して口腔ケアをしたが、改善は見られなかった。[10] しかし、これは臨床試験が妊娠後期に行われたからかもしれない。口内が慢性的に不健康な場合には、有害な細菌が妊娠以前からずっと血液中にいた可能性もある。[11]

このことからわかるのは、子どもが欲しいと思ったなら、歯医者に行って口腔ケアをしてもらうと良いということだ。すばらしい笑顔も手に入る。

Question

4 妊娠中は遺伝子組換え食品を避けて、有機食品を食べたほうが良いでしょうか？

ほぼすべての科学者と同じく、私たちも遺伝子組換え食品は安全だと考えている。これまでに知られていることにもとづけば、遺伝子組換え食品があなたのマイクロバイオームに何らかの影響——良いか悪いかは別にして——を与えるとは考えにくい。それに、私たちが口にするほぼすべての穀物や動物性食品はすでに野生種の改良版だ。証拠を見る限り、実験室で遺伝子操作によって生み出された遺伝子組換え食品は、伝統的な品種改良（突然変異によって新種をつくるために1920年代から使われてきた放射線照射もふくむ）によって得られた食品と同等に安全である。遺伝子組換え食品を食べるとその遺伝子が自分のマイクロバイオームに侵入すると心配する人もいるが、あなたのマイクロバイオームが品種改良された動植物に一時的にさらされることでその遺伝子を取り込む確率はほぼゼロだ。

遺伝子操作された食品に対する批判はおもに環境や政治にかかわるもので、本書の範囲には入らない。またこの問題はとても感情的なものだ。妊娠や出産について話すときには、人はどうかすると絶対的な安全性を求めがちだ。もちろん、それは不可能なわけだが、ここで理屈に訴えても益はない。遺伝子組換え食品が安全だと主張する試験について逐一述べることもできようが、反対する人びとは私たちがすべての証拠を手にしていないとか、彼らが集めた証拠を無視しているとか反論するだろう。すべては科学に対する信頼感の欠如、そしてモンサント社のような企業に対する深い疑念に根差している。最終的には、自分で判断するしかない。

また有機食品を食べることで妊娠が健全なものになり、母乳の質も上がるのではないかと考える人がいるかもしれない。私たちはそれを裏づける証拠を持っていない。スタンフォード大学の研究者が、有機食品と慣行食品のメタ解析をした。[12] メタ解析とは、複数の研究結果を統合することで不確実性を排除し、もっとも強力な証拠を得る手法だ。40年にわたる研究で、有機栽培というラベルの貼られた果物や野菜は、平均して慣行食品や安価な食品より栄養面で優れているという結果は得られなかった。大腸菌などの危険な細菌の汚染にかんしてもちがいはなかった。慣行栽培による果物や野菜は有機農産物より残留殺虫剤の量が多かったとはいえ、その値はいずれもアメリカ合衆国環境保護庁（ＥＰＡ）が定めた基準値よりずっと低かった。

とはいえ、おもに栄養面に注目した研究では、母親あるいは母親になる人びとにとって有機栽培の農産物を選ぶと良いほかの理由が見つかった（金銭的に選ぶ余裕があればだが）。3例の研究で、比較的高レベルの殺虫剤（有機燐化合物）にさらされた妊娠女性を見つけ、彼女たちの子どもを長年にわたって追跡した。小学校では、これらの子どもたちは平均するとほかの子どもたちよりもやや低い知能指数（ＩＱ）を示した（第8章でこのテーマについて詳述する）。

Question

5 なぜ夜にアイスクリームが無性に食べたくなるのでしょう？ 微生物のせいですか？

答えはイエスだが、その理由となるとさらなる研究が必要だ。妊娠中の女性は極端なホルモン変化を経験する。たとえば、プロゲステロンのレベルはほぼ10倍になり、出産後には劇的に減少する。こうした大幅な変化が産後うつの原因とも言われている。しかし、私たちはこのホルモン変化が食べ物の嗜好も変えると考えている。[13]

これまでに判明しているのは、ホルモンレベルの変化は腸内環境に影響し、免疫系を変化させるということだ。これによってマイクロバイオームの構成や構造が変化する。[14]こうした相互作用は多様なレベルで起きるが、それが妊娠中の食べ物の嗜好を変えている原因である可能性は否定できない。

妊娠していないときの食べ物の好みにマイクロバイオームが果たす役割については、私たちはいくらか説得力のある証拠を手にしている。中国に旅行すると、ジャックは地元の料理を心から楽しむ。普段ならいつもチョコレートが食べたいと思うのに、中国にいるときは不思議なことにほとんどそう思わないという。なぜなのだろう?

普段チョコレートを食べたいと思わない人とちがって、チョコレート好きの人はリンツの板チョコを欲しがらせる代謝産物をつくる腸内細菌を持っている。[15] チョコレート好きの人が外国に行っていつもとちがう食事——たとえば、ミートボールとスパゲティではなく中華料理——を食べたとすると、腸内微生物と代謝産物の両方が影響を受ける。その結果、一時的にチョコレートを食べたいと思わなくなるのだ。帰国して普段の食事に戻ると、チョコレートを食べさせようとする代謝産物が戻ってくるのかもしれない。ジャックの場合は間違いなく戻ってくる。

より一般的に考えると、食べ物の嗜好、とりわけ糖(糖質)と脂肪に対する渇望は、腸内微生物とあなたの健康志向のあいだの進化上の闘争と関連している可能性がある。つまり、腸内の微生物はあなたの免疫系、神経系、ホルモン系をうまく操作し、自分たちの繁殖に都合の良い環境をつくらせようとする。単糖類(糖の最小単位)や2糖類(単糖が2つ結合したもの)から成る糖類を食べて繁殖する細菌種は、あなたが甘いものを食べたがるように仕向けるのかもしれない。定期的に糖を与えられれば、これらの細菌は成長して増殖し、潜在的な正のフィードバックループをつくる。糖が増えれば、微生物が増え、また糖が増える。妊娠中に「あれを食べたい」という気持ちを抑え切れないのは意志が弱いからではなく、腸内微生物があなたをアイスクリームショップに招いているからだ。それでも、これまでのところこの仮説を裏づける証拠は限られていて、この複雑に入り組んだ相互作用を理解するにはさらなる研究が必要とされている。

Question

6 妊娠中の体重増加と微生物は関係ありますか?

イエス。微生物と肥満には密接な関係がある。食べ物からより多くのエネルギーを得られるように、太った人は体重増加を促進または維持するような腸内細菌を持っている。一方で、痩せた人はあまりエネルギーを得ようとしない腸内細菌を持つ(人生は公平だなんてだれが言ったのだろう?)。また太りすぎた人の腸内細菌は脂肪の形成が促進されるように体内のエネルギーを調整する。細菌は、体の免疫系、(ホルモン分泌を司る)内分泌系、概日リズム(体内時計)間の複雑な相互作用によってこれを行う。[16] マイクロバイオームは妊娠中には大きく変化する。妊娠後期の女性のマイクロバイオームは、妊娠初期の女性のものと大きく異なる。驚いたことに、両者のマイクロバイオームを無菌マウスに移植すると、妊娠後期の女性のマイクロバイオームを移植されたマウスのみインスリン抵抗性と炎症の徴候を示すようになる。これらの症状は妊娠後期の女性にはよく見られるが、妊娠初期の女性には見られない。

妊娠以前の肥満傾向と妊娠中の過剰な体重増加は、あなたと胎児双方にとってリスクが大きい。たとえば、9か月で約18キログラム以上体重が増えると、自閉症などの神経発達障害のリスクが増える。体重が増えすぎる女性は葉酸（ビタミンB群の1つ）の吸収に問題がある。葉酸不足は先天性異常（二分脊椎症、無脳症、先天性心欠陥など）につながる恐れがある。太った母親から生まれた子は巨大児になったり（帝王切開を余儀なくされるか、難しい経膣分娩になる）、インスリンの過剰分泌または低血糖などの代謝異常に苦しんだりしがちだ。

現代アメリカ人女性（15～45歳）の3分の2が太り気味か肥満である。太り気味の女性が妊娠すると、痩せた女性と比べてさらに体重が増え、望ましくない健康リスク（妊娠糖尿病や子癇前症《しかんぜんしょう》など）を背負い込む。妊娠中に脂肪を多くふくむ食事を続けていると、新生児の腸内細菌に永続的な影響を与える可能性がある。[17] この影響を受けた新生児はバクテロイデス属の細菌が少なく、この状態が生後6週間まで続く。バクテロイデス属菌は特定の炭水化物、とくに母乳にふくまれる炭水化物を分解してエネルギーを得る仕事をするので、これらの細菌が少ない新生児は食べ物から十分なエネルギーを得ることができない。免疫系の発達も阻害される可能性がある。

もちろん、こうした問題に対処する最善の（簡単ではない）方法は妊娠する前に食生活を変えて、痩せた人が持つような細菌の繁殖をうながすことだ。幸い、将来的には食事をプロバイオティクスで補うことで同じ効果が得られるようになるかもしれない。残念ながら、このプロバイオティクスとして使える細菌はまだ発見されていない。

Question 7 微生物は妊娠糖尿病と関係がありますか？

その可能性は高い。もともと糖尿病ではなかった女性が、妊娠期間に糖尿病と診断されるとこの病名がつく。

糖尿病とは、長期にわたって血糖値の高い状態が続く代謝性疾患である。この病気にかかると、強い喉の渇き、空腹感、頻尿に悩まされる。原因は、膵臓が十分な量のインスリン――血液中からの糖の吸収を促進するホルモン――をつくれなくなるか、体がインスリンに適切に反応しなくなることにある。

妊娠糖尿病は母親と胎児（生後も）の健康に大きな影響を与える。[18] この種の糖尿病を患う女性は、高血圧やタンパク尿（子癇前症）を起こすリスク、のちに2型糖尿病を発症したり、巨大児を産んだりするリスクが高い。この病気の女性から生まれた子は、成長障害（体の大きさが異常なほど大きいか小さい）、呼吸困難、出生時の低血糖などになりやすい。血糖値が低いと、青ざめた血の気のない顔色、呼吸障害、易刺激性または無関心、筋緊張低下、授乳拒否や吐き戻し、体温低下、不随意な震顫《しんせん》や揺れ、発汗、発作などにつながることがある。

妊娠糖尿病患者に見られる血圧の上昇は、胎児の脳の発達に影響する場合もあるが（自閉症につながるなど）、これが起きるのは早産児のみだ。妊娠糖尿病の女性が月満ちて出産した場合や、妊娠期間をとおして2型糖尿病だった妊婦の場合には、これが起きることはない。

健康な人では、血糖値が上がると、インスリンをつくる細胞が低血糖に反応する。この動的なバランスが健康に欠かせない。

ここで微生物の登場となる。ご存じのように、腸内細菌の一部は食物繊維を発酵して短鎖脂肪酸（ＳＣＦＡ）と呼ばれる代謝産物をつくる。この物質があなたの健康にとても良いはたらきをする。インスリンを産生する細胞は、腸内の短鎖脂肪酸の濃度を感知できることが突き止められている。まだその仕組みが完全に理解されているわけではないが、妊娠すると短鎖脂肪酸をつくる腸内細菌の種類と数が変わる。その結果、インスリンの分泌に影響をおよぼす。

マウス実験によれば、短鎖脂肪酸をつくる細菌を抑制すると、代謝産物の量が減り、マウスのインスリン産生細胞も減る。[19] マウスもヒトも、インスリンが足りないと糖尿病になる。

この実験結果がヒトにも当てはまるなら、短鎖脂肪酸をつくる腸内細菌を増やす方法を見つけなくてはならない。驚いたことに、これはさほど難しい話ではない。ラクトバチルス・ラムノサスGG（第7章を参照）をプロバイオティクスとして経口投与すると、小児の場合は細菌がつくる短鎖脂肪酸が増えることが明らかになっている。まだ確認が必要であるとはいえ、このことは成人にも当てはまるかもしれない。

もう1つの方法は、短鎖脂肪酸をつくる細菌に食べ物を与えることだ。このためには、妊娠女性はただ食物繊維をたくさん食べればすむ。そうすれば発酵が促進されて短鎖脂肪酸ができる。これは盛んに研究が進められている分野で、遠からず治療法が確立されるだろう。いずれにしても、食事の管理とプロバイオティクスからはじめるのが良さそうだ。

Question

8 運動でマイクロバイオームは変わりますか? 妊娠に良い影響があるでしょうか?

動物実験では、運動量を増やすとマイクロバイオームが変化して記憶力が改善した。つまり、マウスならばそういう結果になる。しかし、その理由となるとわかっていない。運動によって免疫系が変化して腸内の微生物群集の再構成が起こり、抗炎症性の微生物種が増えることが考えられる。これらの微生物種は脳の健康とホルモン系に影響する化学物質も産生する。運動によって、数が減る細菌(炎症性のエンテロバクター科の細菌つまり腸内細菌など)と、増える細菌(抗炎症性のルミノコッカス属の細菌など)がいる。だが、マイクロバイオームが変化したために運動の抗炎症効果が得られたのかどうかを知るための実験は、まだ行われていないことを忘れてはいけない。

運動とマイクロバイオームの関係が、ヒトにも当てはまるかどうかも立証されていない。妊娠中であるか否かにかかわらず、どれくらい運動すれば腸内微生物に変化が起きるかは明らかになっていないのだ。しかし、マウス実験によってある興味深い事実が判明している。自発的な運動と強制された運動ではマウスのマイクロバイオームの変化が異なり、とりわけ腸内の炎症レベルにちがいが出る。[20] この理由はまだ究明中だが、運動を強制されると不安感が増し、これによって腸内の炎症を誘発するか、誘発を防げない細菌種が増えることが考えられる。[21] 臆測の域を出ないとはいえ、普段は自分がしたいと思うだけ運動をして、妊娠中の運動については医師や助産師の助言にしたがうのが良さそうだ。いずれにしても、少し運動すればマイクロバイオームが変わって炎症が抑制されるのだから、悪い話ではない。外の空気を吸えば気分も良くなるだろう。

Question

9 微生物は早産の原因になりますか？

イエス。そういう場合もある。しかし、早産の原因はもっと複雑だ。早産の大半には微生物は関係しておらず、原因は環境内の化学物質、病気、遺伝などにある。

しかし既述のように、妊娠中に膣感染症にかかると早期陣痛が起こって早産にいたることもある。早期陣痛とは、37週以前、ときには27週という早期に、10分以下の間隔で陣痛が起きることを意味する。早産で生まれる子は900グラムに満たないこともあり、一生健康問題につきまとわれる可能性がある。たとえば、未熟な肺、視聴覚障害、脳性まひ、将来的な発達障害などが懸念される。

細菌感染を標的にした抗生物質による治療で早産を防げる場合もあることから、膣由来の病原体が早産にかかわっている可能性はある。

しかし、ここで話はさらに複雑になる。早期陣痛を経験する女性は多いものの、かならずしも早産につながるわけではない。早産しなかった女性も、早産した女性と同じ膣感染を起こしていることがあるのだ。このちがいがなぜ起きるのかは不明だが、それが炎症と、病原体がどれほど胎盤に近づいたかとのあいだにある複雑な関係にかかわることは判明している。いずれにしても、早期陣痛はよくあることで、大半の女性では大きな問題には発展しない。

早期陣痛と早産のリスク要因には、過去の早産、母親の体重の過不足、多胎妊娠（双子、三つ子など）、ストレス、歯のケア不足、胎児検診の未受診などがある。[22] こうした要因がなぜ早期陣痛に結びつくのかについては医師にもわかっていないとはいえ、その多くが炎症の悪化と関連していることは突き止められている。

細菌は早産の原因としても疑われている。[23] 不妊の節の冒頭で述べたように、膣感染は妊娠を初期段階で妨げたり終わらせたりする。しかし近年になるまで、こうした感染菌が胎盤に達して胎児にまで感染することを示す証拠はほとんどなかった。少なくとも大半の細菌にとって、胎盤はとおり抜けられない壁と見なされていた。

ある最近の研究によって、この胎盤の特殊性が覆された。ごく一般的なB群連鎖球菌(GBS)の膣感染がマウスの早産や死産を起こすことが確認されたのだ。[24] この細菌は母マウスの胎盤をふくむ体内に炎症を起こした。ある研究者が詳しく調べると、胎盤にはB群連鎖球菌に感染した徴候は見られなかった。だが、さらに詳しく調べると、驚くべきことがわかった。B群連鎖球菌は、母マウスの膣から、炎症を起こす小さな贈り物となって胎盤をとおり抜けて子宮内に侵入したのだ。

危険な微生物が胎児に達するという現象が、ヒトでも起きるかどうかは定かではない。しかし、もし妊娠中にB群連鎖球菌に感染したとしたら、ただちに抗生物質によって治療することが望ましいようだ。だが、女性の4人に1人が妊娠中にB群連鎖球菌に感染している上に、こうした無症状のB群連鎖球菌感染に抗生物質が必要かどうかも明らかではない。

これと関連するのが、やはり無症状の細菌尿症だ(尿からは細菌が検出されるものの、本人はとくに不快感などを感じていない)。この病気の場合にも抗生物質を用いて早期陣痛や早産を防ぐのが常道だ。ところが、自然の尿マイクロバイオームが存在するという証拠が出てきているので、無条件に抗生物質を使うという治療は見直すべきだろう。

ほかのテーマに移る前に、一部の抗生物質が持つあまり知られていない負の側面について述べておきたい。細菌感染に対処するために飲む医薬品は胎児に悪影響をおよぼすかもしれないのだ。少なくとも、最近のあるマウス実験の結果を見ればそうだ。実験では、妊娠したマウスを肺炎球菌に感染させた。この肺炎球菌に感染すると、ヒトなら肺炎、耳感染症、細菌性髄膜炎を発症する。研究者が通常処方されるアンピシリンでマウスを治療すると、肺炎球菌は細胞壁が破裂して死んだ。

驚いたことに、破裂した細胞壁がマウスの胎盤を突き抜け、子マウスの未発達な神経細胞に侵入するのが観察された。すると神経細胞がそれまで知られていなかった経路で異常に増殖した。生後、子マウスは記憶と認知機能に問題があった。これは動物実験であるとはいえ、妊娠中のヒトの細菌感染と自閉症の増加などの子どもの認知障害とのあいだにも同じメカニズムがはたらいているのかもしれない。

ここで得られる教訓は、妊娠中の女性は細胞壁を破裂させずに細菌を退治する抗生物質の使用を要求すべきだということだ。だがテトラサイクリン系の抗生物質は、胎児の歯の損傷や骨の発達の阻害など別の影響がある。私たちとしては、抗生物質の選択についてリスクと利点のバランスを取るように医師と相談することをお勧めする。

***

細菌が生まれながらの赤ん坊殺しだと誤解しないように、代謝産物――生物学的活動によってできる化学物質――をつくるほかの種類の微生物についても述べておきたい。これらの微生物は免疫系を落ち着かせて炎症を鎮める。名前は重要ではないが、これらの微生物の活動はあなたの妊娠にとって重要な役割を果たす。

ジャックの研究室で得られた初期の証拠によると、早期陣痛と早産を経験する女性は、免疫系を鎮める作用のある、短鎖脂肪酸をつくる細菌種をあまりたくさん持っていないという。こうした有用な化学物質を産生するのは、腸内で食物繊維を発酵する細菌などである。

もし私たちの観察が正しいなら、食物繊維を食べる腸内細菌が増えれば、炎症や早期陣痛になりにくくなる。では、どうすれば良いのだろうか？　簡単だ。食物繊維を摂れば良い。とくに全粒粉、葉物野菜、果物を食べれば、あとは腸に任せておけば良い。食物繊維を食べる細菌が抗炎症作用のある代謝産物をたくさんつくり、全般的な健康をサポートする。これについては、多くの研究結果がある。また、炎症性細菌の増殖を助長する糖類やデンプン（単糖が多数結合した多糖類）を食べないようにするのも良い。

現時点では、これで早産のリスクを減らせるという証拠はないに等しいが[25]、妊娠中の健康的な食事は望ましいので、試して悪いことはないだろう。とりわけ、これまで述べてきたようなリスク因子を持っている場合にはなおさらだ。

Question
10
胎盤をとおり抜けられるのは何ですか？

良いものも悪いものもある。胎盤は複雑で理解があまり進んでいない器官だ。胎児を子宮に固定し、胎児に栄養を与え、体内に侵入してきた有害な細菌や真菌、寄生生物、ウイルスの障壁になってくれている。

従来、細菌や寄生生物は胎盤をとおり抜けられないと考えられていた。あなたを胎児の無菌環境から分離しているとされていたのだ。しかしウイルスもまたマイクロバイオームの一部であり、とても小さいのでこの障壁のどこかから内部に忍び込むことができる。そこで人体は防御メカニズムを進化させた。胎盤壁（栄養膜）はウイルスを検知し、ウイルスの侵入があった場合には援助を要請する。免疫細胞を呼び寄せてウイルス感染を防ぐための分子を放出してもらうのだ。それはたいていうまくいく見事な問題解決法である。残念ながら、この戦略に巧みに抵抗するウイルスがいる。その種のウイルスは慢性的な炎症を起こし、栄養膜の細胞が大量死するように仕向ける。すると胎児はウイルスに感染しやすくなる。このシナリオは、マウスで観察される自閉症に似た症状と、さまざまな先天性異常とにつながると考えられている。

胎盤の防御メカニズムをかわすのがうまいウイルスとしてよく知られるのが、風疹ウイルス、巨細胞を起こすサイトメガロウイルス（ＣＭＶ）、ヒト免疫不全ウイルス（ＨＩＶ）、昨今紙面を賑わしているジカウイルスなどである。

風疹は比較的軽い病気で、微熱、リンパ節の腫れ、発疹などの症状が出る。母親が妊娠初期にこのウイルスに感染すると、胎児は視力障害、心臓欠陥、難聴や失聴、小頭症、骨疾患、精神遅滞（いわゆる知的障害）、糖尿病などさまざまな先天性異常を持って生まれてくることがある。いずれもかなり深刻であることから、１９６９年にワクチンが認可された。

サイトメガロウイルスは、胎盤をすり抜けて胎児に感染して巨細胞を形成する。このウイルスに先天的に感染している乳幼児の大半は巨細胞などの健康問題を経験しないが、一部は成長するにしたがって聴覚や精神遅滞の問題が出てくる場合がある。子どもがこのウイルスに感染したら、医師は抗生物質を処方することができる。しかし、このウイルスの感染を正確に検知する方法はなく、現在のところワクチンもない。

ＨＩＶは事情が異なる。ＨＩＶに感染した母親から生まれた赤ちゃんの大半は、驚くことにこのウイルスに感染していない。しかし、これらの赤ちゃんはこのウイルスに感染していない母親から生まれた赤ちゃんに比べて2倍の死亡率を持つ。なぜか？　ある最近の研究によれば、母親がＨＩＶに感染していると、胎児は感染していなくともマイクロバイオームが知らぬ間に変わるからだという。胎児の主要な細菌種（プレボテラ属やシュードモナス属の細菌など）の菌株と数が通常と大きく異なり、母親の母乳からも通常とは異なる微生物が検出される。

胎盤は、一部の寄生生物に対しては効果的な障壁にならない。いちばんよく知られるトキソプラズマ原虫は猫の糞にいる。妊娠中の女性が猫の糞を片付ける際に空中に浮遊する原虫をたまたま吸い込んでしまうと、原虫は女性の胎盤に達してしまう。ウイルスと同じく、原虫は胎盤細胞を傷つけて細胞死に追い込む。こうして起きるトキソプラズマ症は、胎児感染、流産、先天性疾患、成長後の障害などにつながる。多くの妊娠女性が猫の糞の始末をパートナーにしてもらうのはこのためだ。

赤ちゃんにとって恐ろしい最新の病気は、蚊が媒介するジカ熱だ。ジカ熱の病原体であるジカウイルスは母親が妊娠期間中のどのあたりにいるかを問わず胎盤内に侵入し、先天性異常、とりわけ小頭症を起こす。南北両アメリカ大陸で今後１６０万人の出産可能年齢にある女性が、このウイルスに感染すると推定されている。発表されたモデルによれば、数万例の妊娠が影響を受けかねない。ウイルスは西半球およびアジア圏に広がりを見せている。2016年8月、このウイルスがプエルトリコとフロリダ州マイアミで発見された。ジカ熱を媒介するもっとも一般的な蚊がネッタイシマカ（ヤブカ）だ。しかし、性行為や唾液、涙でも伝播する。ジカウイルスは精子の中で数か月生きていられるし、研究者が驚愕したのは、感染した女性から男性へと性行為でうつることだった。

このウイルスが成育中の胎児の脳にいたる経路を突き止めることが急務だ。おそらくは既述のウイルスの場合と同じメカニズムだろうと思われる。つまり、宿主の免疫系が自滅するように仕向けるのだ。だが2016年7月、研究者がジカウイルスは数種の胎盤細胞（貪食細胞をふくむ）に感染できることを突き止めた。このウイルスは、微小な穴をすり抜けたり、抗体に運んでもらったり、胎盤細胞のタンパク質に結合したりと複数の感染経路を持つのかもしれない。内部に入ってしまえば、羊水や胎児の脳にも接触できる。この厄介なウイルスについてはまだまだ学ぶべきことがある。

＊＊＊

幸いにも、良いものも胎盤に入って胎児をサポートする。母親の免疫系は、有益な微生物と協力して胎児に幸先の良いスタートを切らせる。[26] まあ、これについても確かなことはマウスでしか確認されていないが、ヒトにも共通していることを願っている。

もう1つ別の実験を見てみよう。妊娠したマウスを少量の病原性大腸菌と異なる無害な大腸菌（あのメキシコ料理店で食あたりを起こした悪名高き細菌ではない）にさらすと、これらのマウスから生まれる子マウスは感染と闘う免疫細胞が多く、炎症を助長する免疫細胞が少なかった。全体として見ると、これらの子マウスの免疫系は活性化されていて、生まれるときに出合う微生物の津波に準備ができている。ここまでは良い。

だが、ここで驚くことがある。この活性化の直接的な原因は無害な大腸菌ではなかった。無害な大腸菌が多様な腸内微生物と一緒に代謝産物をつくり、この物質が母マウスの胎盤と母乳に入ったのだった。これらの代謝産物にさらされた子マウスは健康だった。重要な免疫性因子の濃度が高く、健康な腸内壁を持っていた。

Question

11 妊娠中に抗生物質を飲むと子どもに影響があるのですか?

たぶん、イエスだ。妊娠中に抗生物質を飲めば命を救ってくれるし医学的には重要だ。とはいえ、乳幼児や年長の子どもでは、代謝や免疫にかかわる疾患との関連が指摘されている。[27] 基本的な前提は、抗生物質は経腟分娩で子どもが受け継ぐことができる微生物の多様性と数を台無しにするリスクがあるということだ。[28] これは決して望ましいことではない。

たとえば、妊娠期間の中盤から後半にかけて抗生物質を飲んだ母親の子どもは、そうしなかった母親の子どもと比べて7歳のときの肥満率が84%高かった。[29] 別の研究では、妊娠中に母親が抗生物質を服用した日数は、子どもの持続性喘鳴《ぜいめい》(喘息の前兆)そのほかのアレルギー疾患と相関関係がある。[30]

妊娠中に母親の腸内マイクロバイオームを変える抗生物質は、胎児の発達にそれ以外の意味でも影響を与える。[31] 細菌、少なくとも細菌がつくる化学物質は、一部の妊娠女性では血液中を巡って胎盤に達する。断言するにはまだ適切な研究が必要であるとはいえ、これらの化学物質は胎児の発達に影響するかもしれない。不思議なのは、これらの影響がきわめて広範におよぶことだ。たとえば、妊娠中に抗生物質によってマイクロバイオームが撹乱されると、血液中の炎症マーカーが増加し、このことが胎児の発達に好ましくない影響を与える可能性がある。一方で、抗生物質によるマイクロバイオームの撹乱はより多くの有益な化学物質（短鎖脂肪酸や神経伝達物質）の生産につながるのかもしれない。問題は、現時点ではどのような条件でどちらの結果になるのかが突き止められていないことだ。だが1つだけ確かなことがある。妊娠中に重い感染症にかかったなら、感染自体が胎児に深刻な影響を与えるかもしれないのだ。だから医学的に必要とされる抗生物質については、ぜひ飲むのは差し控えないでほしい。ただ医師にどのような悪影響があるかを尋ねておこう。

Question

12

妊娠中に抗うつ薬を飲んでも平気ですか？ 授乳期間はどうですか？

アメリカ疾病予防管理センター（ＣＤＣ）によると、２０１３年に出産した30万人を超えるアメリカ人女性のうち、約10％が妊娠中に大うつ病にかかったという。多くの女性はうつの治療を受けなかったが、それは抗うつ薬を社会がいまだに受け入れていないと考えたり、胎児に与える影響が心配だったりしたからだ。しかし、重いうつを治療しなければ母親と胎児（新生児）双方に害がおよぶかもしれない。残念だが、周産期における母親のうつ病や抗うつ薬が、胎児や母乳を飲む乳児に与える影響についてはっきりした情報はない。

妊娠女性や出産後の女性にいちばんよく処方される抗うつ薬は、選択的セロトニン再取り込み阻害薬（SSRI）と呼ばれる医薬品だ。プロザックという薬の名前を聞いたことがあるだろうか？　これが不安、強迫性障害、うつに一般に最初に推奨される薬の1つだ。この薬の作用機序を理解するには、神経伝達物質であるセロトニンが脳内でどのような振る舞いをするかをよく見てみなくてはならない。

情報を伝えるため、ニューロンはセロトニンのような神経伝達物質を使って信号をやりとりする。ニューロンどうしは直接互いに接しているわけではない。情報はあるニューロンから次のニューロンへとシナプスを介して伝達される。シナプスとはニューロン間を隔てる微小な間隙である。信号を送る側のシナプス前細胞の軸索（ニューロンの主要ケーブル）に移動した電気信号は、シナプス前終末と呼ばれる領域に達する。ここでは（この例では）セロトニンがつくられて、小胞と呼ばれる小さな袋に詰められる。電荷によってセロトニンが間隙に放出されると、シナプス後細胞に拡散してセロトニン受容体に結合する。セロトニン分子は受容体に鍵と錠前のようにぴったり合う。信号を受け取ったシナプス後細胞は自身の電荷を発生する。

このとき、ニューロン間隙はすでに掃除に取りかかっている。残ったセロトニンを酵素で破壊し、シナプス前細胞に戻す。これは再取り込みと呼ばれる。ここで、再取り込みを遅らせたいと仮定しよう。信号をきちんと受け取るために、シナプス後細胞がもっとセロトニンを必要としていると考えてみる。これが、プロザックがしている仕事にかかわっている。プロザックはセロトニンの再取り込みを阻害し、シナプス後細胞の受容体の数を減少させる。この阻害作用が未知のメカニズムでうつ症状を軽減する。再取り込みには、刺激に対する免疫系の反応の変化や、脳由来神経栄養因子（BDNF）と呼ばれる重要な分子の増加などほかの要因も関与している。

しかし、ここで微生物はどう関連してくるのだろう？　セロトニン、脳由来神経栄養因子、免疫経路は腸内環境を変え、異なる微生物種を選択することによって相互作用するので、選択的セロトニン再取り込み阻害薬はマイクロバイオームに変化をもたらすと考えて良さそうだ。この阻害薬には抗微生物作用があり、2型糖尿病のような代謝障害の発症に関与することが知られる。

腸内細菌はセロトニンの前駆体である5-ヒドロキシトリプタミン（5-HT）をつくるが、この前駆体の流れが遮断されると精神障害につながる。私たちは、選択的セロトニン再取り込み阻害薬がマイクロバイオームを変化させるかどうか、この変化がどのような結果をもたらすかを調べはじめたところだ。これまでにわかっているのは、この阻害薬の副作用がマイクロバイオームの攪乱に深く関連しているということだ。

衝撃的とも言えるが、妊娠中や分娩後に、抗うつ薬が母親と胎児（新生児）に与える影響についてはほとんど何も明らかになっていない。[32] うつと、これまでうつ治療に使われてきた医薬品には、肉体的および精神的障害や早期陣痛などの悪影響を胎児におよぼす可能性があるというのに。

では、もしうつに罹ったとして、妊娠中に抗うつ薬を飲んで良いのだろうか？　あるいは、出産後にすべきなのだろうか？　これについては医師に相談する必要がある。抗うつ薬を飲む――または飲まない――利点とリスクには病歴など膨大な数の要因がからんでいるからだ。妊娠中の場合には、抗うつ薬は先天性異常、流産、早産などの新生児合併症のリスク増にわずかながら関与する。とはいえ、治療しなければ重い精神障害を発症しかねず、そうなると新生児の世話もままならない。また妊婦のうつを放置すれば、胎児がその影響をもろに受ける。うつ患者の母親から生まれた子は機嫌が悪く不活発で、眠りのパターンが不規則になる。成長するにしたがって、体重が少なく、学習が遅く、感情表現に乏しく、攻撃性などの行動問題に悩まされがちだ。この場合も、医師に相談するのが望ましい。抗うつ薬を飲まない明確な理由がない限り、飲むのがいちばん適切な選択かもしれない。

　もちろん、うつ症状の軽減には運動、食事、瞑想、カウンセリングなどほかの方法もある。試してみる価値はあるだろう。また、プロバイオティクスがうつに効くという予備的な証拠もあるので、これについてはあとで説明しよう。現在ジャックの研究室で進められている研究によれば、一部の細菌が動物実験でうつ症状を大きく改善したという。この複雑な病気に対する効果的な治療法が遠からず見つかることを私たちは願っている。

　私たちがいちばん伝えたいのは、自分のことを真っ先に考えてほしいということだ。お子さんを出産したら、何を差し置いても抗うつ薬の服用を考慮すべきだ。精神障害があなたご自身とご家族に与える絶大な影響は既知の副作用よりはるかに重大なのだから。この世でいちばん無力な新生児の世話をはじめるこの時期、抗うつ薬が２人の人生を良い方向に導いてくれるだろう。

第4章

誕生
――マイクロバイオームとの出合い

Question

13 帝王切開は赤ちゃんにとって望ましいことではないとも聞きます。どういうことですか？

まず強調したいのは、帝王切開そのものが悪いものではないということだ。実際、あなたや赤ちゃんの命を救ってくれるかもしれず、途上国では帝王切開ができないことが重大な医療問題になっているほどだ。医師は胎盤に問題があって、経膣分娩では大量出血が起きると判断した場合には、帝王切開を勧める。あなたがＨＩＶや性器ヘルペスなどの感染症にかかっているなら、産道をとおる自然出産（経膣分娩）は避けたほうが良いだろう。赤ちゃんがウイルスに感染する可能性があるからだ。またあなたに何らかの慢性病がある場合には、医師は帝王切開を勧めるだろう。経膣分娩は体に途方もないストレスをかけるからだ。

また陣痛と誕生のあいだに合併症が起きるかもしれない。赤ちゃんが大きすぎて産道をとおれない場合や、逆子や横位の場合もある。陣痛があまりに緩慢だったり止まったりすることもある。胎児が弱っている場合もある。弱った胎児は心拍数が落ちて酸素不足になる。臍帯《さいたい》脱出や臍帯圧迫によって、赤ちゃんが危険な状態に陥る恐れもある。だから帝王切開になっても自分を責めることはない。後悔するより安全第一に考えよう。

とはいえ、帝王切開になる確率が不自然なほど高い場合もある。ブラジルの私立病院では、赤ちゃんの80％以上が帝王切開で生まれる。アメリカでは、3人に1人だ。すでに述べたような医学上の理由に加えて、妊婦がスケジュールのためや陣痛の痛みを避けるために帝王切開を選ぶ場合もある。たいていの医師は個人の選択に応えてくれるだろう。

しかし予見できなかった結果のために、帝王切開は昨今では議論の的になっている。経膣分娩では新生児は母親の細菌を受け継ぐことができて、それが長期にわたってその子の健康に良い影響を与える。私たちが知る限り、赤ちゃんがはじめて細菌と出合うのは母親の胎内から出るときだ。胎盤に細菌がいるという証拠も少しはあるが、まだこの点について結論は出ていない[1]。私たちはこれらの証拠に納得してはいない。これらの研究で報告された細菌は汚染であったり、胎盤と関連する細菌のDNAであったりする可能性が高い。細菌は母親の血液には通常いるものなので、胎盤と関連づけることもできる。しかし細菌が血液をとおして胎盤に侵入するという考えを裏づけるデータはない。一方で、羊水が細菌感染を起こすと早産にいたる場合がある。

赤ちゃんは誕生まではほぼ無菌であると考えられる。私たちが経膣分娩と帝王切開にちがいがあると考えるのはこの理由による。

経膣分娩では、胎児は産道で長いあいだ圧迫される。それは母親と胎児双方にとって辛いことで、きわめて重要な進化上の目的を果たす。胎盤につながったまま外界に向かう胎児は、膣内の細菌と少量の便にまみれる（経産婦ならみなこれが本当だと知っている。嫌だと思うかもしれないが、それが良くないということではない）。赤ちゃんが最初に出合う、主としてラクトバチルス属の細菌から成る微生物は、赤ちゃんの口、鼻、消化管に入って、マイクロバイオームが自然に形成される準備を整える。

帝王切開で生まれた子は、これとはちがった経路で微生物に出合う。[2] 子宮から外科的に取り出されて最初に出合う細菌は、まわりにいる人や場所のものだ。その部屋にいる両親、医師、看護師などの人びと、その部屋の壁、照明、家具などに由来する。これらの微生物はたいてい無害な皮膚などが起源だが、赤ちゃんの免疫系が本来出合うべき微生物ではない。赤ちゃんが本来なら出合うはずだったのは、膣の細菌で皮膚の細菌ではない。

帝王切開で生まれた赤ちゃんも、たいていは大きな問題を経験することもなく成長する。この外科的処置は無力な赤ちゃんに降りかかる現代の医学的災難ではない。とはいえ、あなたが帝王切開の安全性について心配するのは、帝王切開で生まれた赤ちゃんが最初に出合った細菌によってさまざまな疾患や病気にかかったと思われる事例が増えているからだ。そうした病気には、喘息、アレルギー、アトピー性皮膚炎、肥満、糖尿病、セリアック病、過敏性腸症候群、果ては自閉症まである。

ロブが「はじめに」で触れたように、帝王切開の赤ちゃんのマイクロバイオームを母親の膣の微生物で変えられるかどうかについて私たちは研究している。このテクニックは「膣播種」と呼ばれる簡単な手法だ。(3) 妊婦は出産前にパートナー（または母親やその部屋にいるだれか）にガーゼかタンポンを膣に挿入してもらう。時間が許せば、1時間そのままにしておく。ガーゼは膣液と微生物を吸収する。出産後に医療チームが赤ちゃんの健康をチェックしたあと、あなたは膣液のついたガーゼで赤ちゃんの口、鼻、顔、耳、皮膚、会陰部をぬぐう。現代の産科医療によって奪われたものを取り戻すのだ。

この手法に反対する人びとは、母親の膣に病原体がいた場合にそれを赤ちゃんにうつすことになると警告する。しかし、私たちはそのリスクはアメリカではきわめて低いと考えている。アメリカでは妊婦はほぼ全員が出産前に病原体の有無を検査されるからだ。もしその検査で陽性だったなら、膣播種は望ましくないので、するべきではない。しかし検査で陰性だったなら、経膣分娩より感染リスクが高くなることはない。ただしアメリカ小児科学会（AAP）は、膣播種の有益性がさらなる研究で確認されるまでこの手法を実行しないことを推奨している。

これまでに得られた証拠によれば、帝王切開で生まれた赤ちゃんのマイクロバイオームは出産後少なくとも1か月までなら経膣分娩で生まれた赤ちゃんのものに近づけられる。ただ調べられた赤ちゃんのサンプル数が、この保護作用がどれほど長く維持できるものかを知るために必要な数に達していない。しかし最近のある研究によれば、帝王切開、抗生物質の使用、粉ミルクの3条件が揃うと、生後1年目の赤ちゃんでは発達の遅れとマイクロバイオームの多様性低下が認められるという。この短期的な変化がその子の免疫機能と代謝に長期的な影響を与えるかについては、まだ答えが出ていない。

マイクロバイオームにかんするあらゆることと同様に、研究で得られる知見は複雑だ。たとえば、右記の膣播種の研究をした研究者によれば、経膣分娩で生まれた赤ちゃんと比べて、帝王切開で生まれた赤ちゃんのマイクロバイオームは、生後数週間にわたって微生物種の多様性がかなり高かったという。微生物種の多様性は望ましいと考えられることもある。ところが、この数字は1か月目で減少に転じ、2歳になるまで減りつづけた。これらの赤ちゃんの微生物種の多様性は、通常のパターンで成熟することなく停滞した。出産方法のちがいによって、微生物種の多様性と勢力の自然な相互作用が阻害されたのだ。

帝王切開で生まれた赤ちゃん集団を5年にわたって追跡した最近の2つの研究では、相反する結果が出た(4)。スコットランドの研究では、健康に対する長期的な影響は見られなかった。一方でハーヴァード大学の研究では、帝王切開で生まれた赤ちゃんは経膣分娩で生まれた赤ちゃんより肥満になる割合が64%高かった。

長期的影響についてはまだ結果が出ていないのかもしれないが、私たちはできることなら帝王切開は避けたほうが望ましいと考えている。

Question

14

胎脂は赤ちゃんに影響がありますか?

イエス。でも悪い影響ではない。1940年代から胎脂――新生児の多くを覆っている白いべたべたした物質――は、産道を下りてくる胎児を保護していることが知られる。この蝋のような、つるつるした物質は、保湿剤、抗感染性と抗酸化性を持つ防水剤、傷の治療薬として機能する。有害な細菌と闘うたくさんの酵素を持つ防護膜でもある。

これほどの保護機能がありながら、胎脂はたいてい新生児から洗い落とされる。おそらく見た目が良くなく、さほど重要にも見えないからだろう。生まれたときに産湯を使わせた赤ちゃんが細菌に感染している確率は高くないので、この物質が赤ちゃんの健康に欠かせないとはにわかに思えない[5]。しかし、胎脂をタオルで拭くのではなく産湯を使わせた赤ちゃんは気持ち良さそうで、洗うときにあまり泣かない。殺菌軟膏の代わりに胎脂を天然薬として使えるのではないかと考える科学者もいる[6]。

Question

15

マイクロバイオームは壊死性全腸炎と関連がありますか？

イエス。しかしマイクロバイオームが原因かどうかは不明だ。壊死性全腸炎（NEC）は、早産の赤ちゃんの一部がかかる恐ろしい病気だ。簡単に言うと、腸が感染を起こして、内側から腐ってしまうのだ。この病気を発症した早産児の医療費は平均で20万ドル近い。幸いにも、母乳を飲んでいるとこの病気を予防できたり、かかってしまったときの入院期間や費用が減ったりするようだ。

乳幼児の腸の成長に母乳が果たす役割にかんする知識から、壊死性全腸炎にはマイクロバイオームが関係していると思われる。実際、166人の乳幼児から集めた3586個の便のサンプルについて調べた最近の研究――セントルイスにあるワシントン大学のフィリップ・ターのグループが行った乳幼児のマイクロバイオームプロジェクト中いちばん大規模な研究の1つ――では、壊死性全腸炎が発症する前に赤ちゃんのマイクロバイオームが変化するので、その変化によって病気を予見することができることがわかった[7]。壊死性全腸炎に先だって、ガンマプロテオバクテリア綱の細菌のような好気性で増殖の速い細菌が増殖し、クロストリジウム属の細菌のような嫌気性の細菌がいなくなるという。[8] 赤ちゃんが幼いほどこの傾向が強い。[9]

免疫系が未発達のごく幼い乳幼児に生菌を与えるのは危険だが、壊死性全腸炎の罹患率を減らすためにプロバイオティクスを与えた研究が数例ある。[10] 大半の治験は成功裏に終わり、罹患する乳幼児の数は半減した。

だがプロバイオティクスは新生児の血液中に侵入し、盛んに増殖して問題を起こす可能性がある。したがって、プロバイオティクスは医療関係者の監督の下に慎重に与えるべきだ。とはいえ、プロバイオティクスは一般にリスクが低く、壊死性全腸炎は重篤になりがちであることを考え合わせると、プロバイオティクスを適切な抗生物質とともに使用できる可能性がある。

Question

16

出生順によってマイクロバイオームは変わりますか？

イエス。上の子は年下の子を保護してくれる。606人の健康な新生児を調べたところ、同じ家に暮らす年長の子の数が新生児のマイクロバイオームの組成と構造に大きな影響を持っていた。[11] 年長の子のいる新生児のマイクロバイオームには生後5週目で有益な細菌（ラクトバチルス属やバクテロイデス属の細菌）が棲みつく可能性が高く、反対に潜在的に有害な細菌（クロストリジウム属の細菌）は棲みつく可能性が低い。

興味深いことに、生後5週目でクロストリジウム属菌が棲みついた乳幼児は、その後6か月以内にアトピー性皮膚炎を発症しがちだった。このちがいは少なくとも31週続いた。年長の子がいることの利点は守ってくれる細菌を与えてくれるだけでなく、その効果が長期にわたることにもあるようだ。

子どもたちの生後初期の経験を見ていくと、それぞれに年長の子から直接保護されていて、年長の子の数が多いほど結果が良かった。大家族では、年長の子は赤ちゃんの口に汚れた指を入れたり、赤ちゃんのシリアルの真上でくしゃみしたり、小さな手に土をこすりつけたりする。重要なのは、年少の子ほど上の子が学校など外の世界から持ち帰る多様な疾患や微生物にさらされることだ。こうした細菌源すべてが年少の子の免疫系に影響し、その子のマイクロバイオーム形成に寄与する。(12)

喜ばしいことに、年長の子が家庭に持ち込む多様性の高い微生物によって、年少の子にアレルギーが少ないことが説明できるかもしれない。

Question

17 出生時に出合う細菌によって形成されるマイクロバイオームは性別によってちがいますか?

ノー。多くのことと同じく、性別によるちがいはない。一般に、生まれ落ちたときにはマイクロバイオームに男女差はない。どちらもほぼ無菌の状態で生まれ、周辺環境からにわかに細菌を獲得していく。新生児では、最初に遭遇する細菌は出産法によって異なる。産道をとおって生まれた赤ちゃんは母親の膣由来の細菌を持ち、陣痛のない帝王切開で生まれた赤ちゃんは環境から細菌を獲得する。どちらもその後も、周囲の人びとや環境からさらに細菌を得ていく。母乳、スキンシップ、家の埃などが源泉だ。

ここでマイクロバイオームとマイクロバイオータのちがいをはっきりしておこう。腸内マイクロバイオータは、腸内に棲む何兆個もの細菌を指す。成長して広い世界にさらされるにつれて、細菌はどんどん多様になる。これに対して腸内マイクロバイオームは、これらすべての細菌とその遺伝子を集合的に指す。これらの遺伝子があなたの健康に影響をおよぼす諸々の機能をコードしている。

研究によると、ヒトは機能性のコア・マイクロバイオームを共有するが、コア・マイクロバイオータとなるとその限りではない。[13] 言い換えるなら、私たちの体内にいる微生物――遺伝子をふくまない――は人によって異なり、そのちがいは大きい。ところが私たちが生きていくために必要とする微生物の代謝経路はかなり似通っている。微生物が持つ遺伝子の多くは、生存に欠かせない似通ったハウスキーピング機能を果たす。細胞壁をつくり、繁殖し、ゴミを出すのだ。どの微生物もそれぞれに自分の特徴と自分が果たすべき役割を担っているものの、その仕事を果たすために似通った遺伝経路に頼っている。

微生物とその遺伝子は熱帯雨林の生態系にたとえることができるだろう。上空から見れば、どの熱帯雨林も同じに見える。ところが、それぞれに個別に進化した異なる種によって構成されているのだ。あなたの腸も同じだ。問題が起きたときに備えて機能上のバックアップを持っている。つまり、その群集の構成員は似たような機能上のニッチを占めるので、相互に入れ替わることができる。この意味において、男女間にちがいはない。

成人では機能上の多様性（熱帯雨林内のすべての種間の相互作用）はないが、微生物の多様性（樹木や植物の種類が多い）は非常に豊かだ。しかし、この多様性はあなたが男性であるか女性であるかによってさほど影響されることはない。このことは、健康なヒトの正常な微生物構成をマッピングしようという5年がかりの計画「ヒト・マイクロバイオーム・プロジェクト」によって明らかになった。2012年に発表された報告書によれば、「健康な人は腸、皮膚、膣などに棲む微生物が驚くほど相互に異なる」という。[14]

唯一の例外は尿道で、男女間で異なるマイクロバイオームを持つ。[15]このちがいは男女の尿中のマイクロバイオータでも、尿道を綿棒でぬぐったサンプルのそれでも確認された（このサンプルを集めるのは参加者にとってかなり苦痛をともなう。ロブの研究室で行われた初期の研究では、研究者たちは当初女性の膣と男性の尿道のサンプルを集めようと考えていた。だが、男性の参加者は一度サンプルを取るのが精一杯だし、研究には間隔を空けて何度も取ることが必要だったためこの計画は断念された。しかし、27か所というほかの場所からサンプルを取ることには成功した。つまり、参加者たちは朝一番に綿棒を体のあちこちに突っ込んだのだ）。

性的パートナーである男女では、男性の尿道と細菌性膣炎（正常な細菌バランスが崩れたことで起きる膣感染症）にかかっている女性の膣の細菌に類似性が見られた。これに対して、健康で一夫一婦制の異性カップルでは、男性の尿道と女性の膣で異なる細菌が認められた。しかし男女ともに尿道について細菌を調べた明確な研究はない。女性のサンプルにはアクチノバクテリア綱とバクテロイデーテス門の細菌が認められるが、これらの細菌は一般に男性では見つからない。こうしたちがいが成長期のいつから始まるのかは解明されていないが、その理由の1つは小児の生殖器からサンプルを集めるのは倫理的に問題があるからだ。

しかしカリフォルニア大学サンディエゴ校にあるロブの研究室に本部を置くアメリカン・ガット・プロジェクトでは、数千人を調べたところ男女間でマイクロバイオームに微妙なちがいが見えはじめた。たとえば、男性と女性が同量の飽和脂肪を食べると、女性ではパラバクテロイデス属の細菌が増えるが、男性ではアリスティペス属の細菌が増える。このちがいが何を意味するのかはまだ明らかになっておらず、わかっているのはこのちがいがあることだけだ。

Question

18

母親と父親で子に受け継がせるマイクロバイオームにちがいはあるのですか？

またしても良い質問だが、やはりデータがない。赤ちゃんが最初に微生物に出合うのは当然ながら母親の胎内から生まれるときで、次いで母親の母乳だ。これらの初期の相互作用は子どものマイクロバイオームに大きな影響をおよぼす。ところが驚いたことに、子どものマイクロバイオームに父親が与える影響について調べた研究は存在しない。ただし、子どものマイクロバイオームは両親とほぼ同程度に似ていることは突き止められている。そして、このことは両親が義理の親でも結果は同じだ。つまり、生物学的なつながりより、同じ環境にさらされることが腸内微生物の生態系形成には重要だということになる。それでも、まだ多くのシナリオで何が起きるのかは説明できていない。たとえば、赤ちゃんが実母から経膣分娩で生まれ、その後幼いころに養子に出された場合（実母ではなく養母の母乳を飲むこともある）、子どもはいったいだれのマイクロバイオームを受け継ぐのだろう？私たちにそれはわかっていない。

もちろん、父親は影響をおよぼすはずだ。息子2人が生まれたとき、ジャックはスキンシップで絆を育もうとあらかじめ考えていた。どちらの息子のときも、シャツを脱いで胸に抱きしめた。ヘイデンの場合は自宅出産で生まれた数分後だった。胎便による合併症があったディランの場合は、この期間が少し長く、生まれて10分ほどで抱きしめた。どちらの息子も、ジャックの皮膚と口腔の細菌を生まれて間もなく受け継いだはずだ。

この微生物移動は息子2人の微生物の組成を変えただろうか？　それを知る術はない。突き止められない理由は、ジャックと夫人は一定の細菌を共有するので、子どもたちの皮膚の微生物を調べてもそれがどちらの親に由来するか区別できないからだ。答えを知るには、それぞれの細菌のゲノムを詳細に調べ、両親が持つ細菌種のゲノムと比較しなくてはならない。

父親が1人または主として1人で子の世話をしている場合には、彼の細菌がその子のマイクロバイオームで優勢になるだろう。同じことはシングルマザーにも言える。しかし父親と母親がそろっていて、イヌのいる環境で子どもを育てる場合には、だれもがその家にいる細菌を共有する。(16)

第5章

母乳哺育と
子どもの健康

Question

19 母乳哺育は重要なのでしょうか？

「母乳が良い」と言う声をよく耳にするだろう。実際、多くの研究によれば、母乳を飲んで育った子はそうでない子より健康だ。耳感染症、風邪、下痢などにあまりかからない。免疫系が強く、ＩＱが高く、ほかの子と比べて肥満にならない。母乳哺育は母親にとっても良いことがたくさんある。早くスリムな体に戻り、赤ちゃんとの絆を強めるオキシトシンが分泌され、一部のがんができにくい。

だが自分の赤ちゃんを母乳で育てていないという罪の意識に悩む前に、母乳哺育にかかわる研究の多くは諸々の要因を十分に考慮できていないことを知っておこう。ベラルーシで行われた母乳哺育にかんする、最大規模で長期にわたるランダムな調査では、６歳になるまでに大きなちがいはなくなっていた。母乳で育った子が粉ミルクで育った子より健康というわけではなかったのだ。[1] それでも赤ちゃんのときには、母乳を飲んでいる子は風邪などの健康問題が少なかった。だから、母乳が赤ちゃんに良いということは覚えておいて良いだろう。

Question
20 母乳の何が特別なのですか？

この質問の答えにあなたは驚くかもしれない。母乳のおもな成分は赤ちゃんのためのものではない。赤ちゃんの腸内細菌のためのものなのだ。「細菌の食べ物(2)」なのである（ほかの質問に対する答えで、腸内細菌の繁殖をうながすプレバイオティクスの概念について述べるが、その章の情報がもっと役に立つかもしれない）。

哺乳動物はみな乳汁をつくるものの、どれも同じというわけではない。主要な成分は単糖が少数結合した少糖類（オリゴ糖と呼ばれる）で、この成分にヒトの特殊性がある。ウシ、ヤギ、ヒツジ、ブタの乳はオリゴ糖をふくむが、その濃度がヒトの母乳の100〜1000分の1だ。ヒトミルクオリゴ糖（ＨＭＯ）の濃度と構造の多様性に匹敵する乳をつくる哺乳動物はほかにいない。産婦がはじめて分泌するどろっとした初乳には、ヒトミルクオリゴ糖がたっぷりふくまれている。これまでに、200種以上のヒトミルクオリゴ糖が同定された。これらのオリゴ糖は、ラクトース（乳糖）と脂肪に次いで母乳に3番目に多くふくまれている。ところが驚いたことに、あなたの赤ちゃんはオリゴ糖を消化できない。

母乳哺育をしていると仮定しよう。母乳には大量のヒトミルクオリゴ糖がふくまれていて、赤ちゃんの小腸と大腸に到達して細菌がそれを食べる。つまりヒトミルクオリゴ糖は、赤ちゃんの腸内で良い細菌（善玉菌）の繁殖を促進するプレバイオティクスとしてはたらくのだ（赤ちゃんが母乳を止めて離乳食を食べるようになると、ヒトミルクオリゴ糖は赤ちゃんの便から姿を消す）。

母乳にふくまれる脂肪、糖、タンパク質の代謝にとくに向いた細菌種がある。ビフィドバクテリウム・ロングム亜種インファンティス、略してB・インファンティスである。この細菌がヒトミルクオリゴ糖だけを食べて生きていることから、母乳はこのたった一種の細菌を養うためだけに進化したかもしれないと提案する研究者もいる。(3) この細菌は母乳を飲んでいる赤ちゃんの腸内では優勢だ。赤ちゃんを健康に保ってくれている。

ヒトミルクオリゴ糖を消化すると、B・インファンティスは重要な代謝産物として短鎖脂肪酸をつくる。短鎖脂肪酸は、赤ちゃんの腸壁をつくっているある細胞の栄養素になる。そのある細胞とは制御性T細胞またはTレグ細胞と呼ばれ、炎症を抑えることで赤ちゃんの免疫系が暴走しないように制御するはたらきがある。このはたらきは明らかに子どもの健康に欠かせない「エンジン」と言ってよく、母乳がその燃料なのだ。

しかし、この細菌のすごいところはこれだけではない。B・インファンティスはほかにも一連の化学物質や栄養素をつくり、免疫系の発達をうながしてくれる。たとえば、この細菌は赤ちゃんの腸細胞に接着性のタンパク質をつくらせるので、ほかの微生物が赤ちゃんの血液中に侵入しない。ヒトミルクオリゴ糖を食べると、B・インファンティスは脳の発達と認知に欠かせないシアル酸を腸と血液中に放出する。つまり、ヒトの母乳に大量にふくまれるが、ほかの哺乳動物の乳にはふくまれないオリゴ糖類が、腸内にいる細菌のおかげで私たちの脳の発達に重要な役割を果たしているかもしれないのだ。

では、このB・インファンティスはどこからやって来たのだろう？　まだ解明されていない経路で、この細菌は乳管に取り込まれて母乳にふくまれるようになった。そう、母乳は無菌ではないのだ。母乳中の細菌はB・インファンティスに限られていないという証拠もある。つまり、母乳はあらゆる適切な栄養素を与えるとともに、プロバイオティクスでもある。しかしこの知見が何を意味するのかを十分に知るには、さらなる研究が必要だ。

一方で、ヒトミルクオリゴ糖には取っておきの別の機能がある。自ら囮《おとり》となって病原体を追い払ってくれるのだ。ウイルスや細菌が赤ちゃんの腸に侵入すると、ヒトミルクオリゴ糖はこれらの病原体が粘膜表面にくっつかないように直接はたらきかける。

B・インファンティスがつくるシアル酸は母乳にも入っていて、赤ちゃんの発達をうながすようだ。アフリカのマラウィという国では、生後初期に母乳だけで育っているにもかかわらず、5歳以下の幼児のほぼ半分で成長が遅れている。ところが、似たような家庭や環境に暮らす母乳で育った幼児に正常に育っている子がいる。この理由を探ろうと、研究者は成長が遅れている幼児の母親と、正常に育っている幼児の母親双方から母乳のサンプルを採取して組成を比較した。[4] すると、健康な幼児の母親の母乳はシアル酸をふくむ糖(シアル化糖鎖)を豊富にふくんでいた。すでに述べたように、シアル酸は赤ちゃんの脳のすみやかな発達をうながす化合物である。

腸内微生物は赤ちゃんの正常な成長と発達をうながすので、科学者は食事と微生物の相対的な役割を知ろうとモデル動物に注目した。まず、栄養不足の赤ちゃんの便から採取した細菌をマウスまたは子ブタに与えた。次に、これらの動物に、トウモロコシ、豆類、野菜、果物という典型的なマラウィ人の食事を与えた。この食事はそれ自体が健康な成長は見込めないものだ。モデルでは、マウスか子ブタはマラウィの離乳期にある栄養不足の赤ちゃんに似ていた。

さらに、研究者は牛乳からシアル酸を分離した。シアル酸を栄養が十分でない食事に加えると、マウスか子ブタは元気になった。体重が増え、骨が太くなり、肝臓、筋肉、脳の代謝に変化が現れた。これは、食べたものからより多くの栄養素を得る能力を獲得したことを示していた。しかし効果はほぼ全面的に腸内微生物の存在に依存していた。

研究者はモデル動物の腸内細菌を個々に分離してペトリ皿で培養し、シアル化糖鎖によってどの細菌が影響を受けたかを探りあてた。ある種はこれらの糖を食べ、別の種は糖が消化されてできた産物を食べた。つまり、シアル酸は何らかの方法で成長に影響を与えた「微生物工場」である細菌の食べ物だったのだ。これまでのところ、これらの微生物が成長にどのようにして影響するのかは突き止められていないが、懸命な研究がなされている。

Question 21 母乳哺育が無理な場合はどうなのですか？

私たちは母乳と粉ミルクのちがいについてよく質問される。母乳は特別な何かをふくんでいるから「良い」のか、あるいは粉ミルクに何か悪いことがあったり、何かが欠けていたりするのだろうか？　赤ちゃんが少々ひもじい思いをすることがあっても、粉ミルクはまったく与えないほうが良いのだろうか？　母乳を少しでもあげれば、赤ちゃんに幸先の良いスタートを切らせられるだろうか？

娘が生まれてから、こうした疑問はロブとアマンダにとって理論的な関心事から、きわめて現実的な話題になった。

娘が生まれて最初の1週間はたいへんだった。娘はよく泣いたし、授乳に興味を示さなかった。動揺して不安になった2人は、授乳の専門家に会いにいった。専門家は授乳の前後にとても精密な体重計で娘の体重を量った。ちがいは数グラムだった。彼女はできるだけ優しくアマンダに告げた。「お子さんが泣いているのはお腹を空かせているからです。あなたは母乳が出にくいようですね」。こうして泣いているのは赤ちゃんだけではなくなった。新米の母親にとって、赤ちゃんにいっぱい母乳を飲ませてあげられないとわかったときほど辛い経験はほかにないだろう。

ロブとアマンダは、赤ちゃんにとって最善の道を探ろうと科学文献を漁った。すぐに、母乳が良いと結論づけた研究が見つかった。だが十分な母乳が出ないなら、どうすれば良いのだろう？　それに、初期の栄養不足が赤ちゃんに起きる最悪のことであり、認知をふくめた多くの健康問題につながると主張する研究もたくさんあった。生後すぐに栄養不足だった赤ちゃんは病気がちで知的発達が遅れるかもしれないのだ。心臓発作を起こすリスクが高く、成人してから職業につける可能性が低くなる（おそらく認知能力の問題からと思われる）。

心配した２人は、助産師、授乳コンサルタント、看護師、精神科医などの専門家に助言を求めた。しかしアマンダは一向に母乳の出が良くならなかった。母乳の代わりになるものは何だろう？　粉ミルクを併用すべきか？　いや「人工的な成分」の入った粉ミルクではもっとひどい結果になるのだろうか？　いったい粉ミルクを母乳に近づけることなどできるのか？　別の女性の母乳を飲ませるべきか？

２人はなるべく母乳に近いものを娘に飲ませたかったので、デンヴァーにある母乳バンクの低温殺菌母乳を試してみることにした。ロブはラッシュアワーに往復で１００キロメートル近い距離にあるバンクに駆けつけ、１１０グラム強の瓶入り母乳を４本手に入れて得意満面で帰ってきた。娘はごくごく飲み、満足げにゲップをして、すやすや寝た。しかし母乳はすぐになくなった。翌日にはまた買いに出かけた。そして次の日も。すぐに週に１０００ドルを母乳に使うようになり、娘の食欲は増していくばかりだった。ずっと欲しがっていた栄養がやっと口に入るようになったのだ。しかし、いつまでもこんな出費を重ねるわけにもいかなかった。

２人は考えた。低温殺菌された母乳は本当に粉ミルクより良いのだろうか？　低温殺菌では、母乳を加熱して危険な細菌を殺す。これで母乳に入っている良い細菌も死んでしまうし、子どもに受け継がせるべき有益な化学物質や抗体も壊れてしまう。母乳で育った赤ちゃんが粉ミルクで育った赤ちゃんに比べて多くの面で健康であるという証拠は多いとはいえ、低温殺菌母乳を提供してくれた女性の赤ちゃんはあなたの赤ちゃんより年上か年下かもしれない。それでも、同じ効果を望めるのだろうか？　母乳は赤ちゃんの成長に合わせて変化することが知られているし、私たちの知る限り、母乳バンクは提供者と購入者の赤ちゃんの年齢を合わせることはしていない。残念なことに、ふつうの母乳を低温殺菌した母乳や粉ミルクと直接比較する試験は行われていないので、赤ちゃんの面倒を見る親は難しい選択を迫られる。

ロブとアマンダは少しだけわかっていること、多くの知られていないことを考え合わせ、別の道を選んだ。母乳バンクからの取り寄せを止め、殺菌していないので生きた微生物をふくむアマンダの母乳を出るだけで良いから娘に飲ませ、足りない分を粉ミルクで補った。こうして節約したお金で夜間のベビーシッターを雇い入れ、ときどき2人とも十分な睡眠を取れるようにした。これで母乳の量が増えたし、産後うつも軽減した。

2人が学んだのは、赤ちゃんのマイクロバイオームについて特定の問題に取り組むときには、より重大な問題の解決に充てるべき時間と資源を無駄にしていないか考えるべきだということだった。あらゆる問題に取り組むわけにはいかないからだ。

母乳が出なくても、あまり心配しないほうが良い。現在市場に出回っている最新の粉ミルクの一部は母乳とのちがいが小さいだろう。お子さんはあなたのプロバイオティクスや抗体を受け継げないかもしれないが、十分な量の乳を飲ませてあげるほうが絶対に重要だ。

Question

22

粉ミルクは安全ですか？

イエス。粉ミルクは安全だが、母乳の完璧な代わりではない。母親は多くの理由で粉ミルクを選ぶ。母乳の出が悪かったり、授乳がひどい痛みをともなったり、感染（乳腺炎）が何度も起きたりするような場合だ。頻繁に授乳するのが難しい職業についている女性もいれば、夫やパートナーに夜間の授乳を手伝ってもらいたいものの、そのために余分な母乳を搾乳器で搾るのは気が進まない女性もいる。母乳に混入したら赤ちゃんに有害な薬を飲まなくてはならない女性もいる。要するに、だれもが母乳を与えるのは無理な理由はたくさんあるのだ。

数十年にわたって、赤ちゃん用の粉ミルクはほぼ完璧に牛乳を主成分としていた。牛乳が格段に入手しやすいからだった。ところが、牛乳とヒトの母乳の栄養素バランスは異なる。多量栄養素（タンパク質、脂肪、炭水化物）も微量栄養素（ビタミンやミネラルなど）も同等ではなく、哺乳動物（ウシとヒト）と微生物（それぞれの腸内細菌）に必要な特定の栄養素と成長パターンの種によるちがいを反映している。さらに、牛乳にふくまれるタンパク質の一部は赤ちゃんによっては消化が難しい。そこで赤ちゃん用の粉ミルクは多量栄養素のバランスを調整し、付加的な微量栄養素を添加し、タンパク質を加水分解して（タンパク質を消化できない赤ちゃん用の「優しい」粉ミルクではタンパク質を細かく分解している）消化を助けるとともに、アレルギーのリスクを減らすように手を加えている。

母乳の節で述べたように、母乳には特殊な成分——ヒトミルクオリゴ糖（ＨＭＯ）——がふくまれていることが最近の研究で判明している。(5) ヒトミルクオリゴ糖は少糖類で、赤ちゃんの腸内にいる微生物の餌だ。オリゴ糖ではあっても、牛乳にふくまれるオリゴ糖とは完全に異なる。

ヒトミルクオリゴ糖の重要性に気づいた粉ミルク製造企業は、自社製品を改善すべく努力している。だが、問題がある。この物質をつくれるのは人間だけなのだ。家畜の乳汁にふくまれるオリゴ糖は、量が少ない上に構造があまり複雑ではない。ヒトミルクオリゴ糖の代わりにはならない。それにほかの天然の物質からヒトミルクオリゴ糖と寸分たがわない物質を抽出した人も、ほかの種のオリゴ糖をヒトミルクオリゴ糖とそっくり同じになるように変えた人もいない。だから、せいぜいヒトミルクオリゴ糖に似たチコリ、酵母、細菌由来のオリゴ糖を粉ミルクに加えるのが関の山なのだ。

未処理の牛乳タンパク質が一般的なアレルギーや自己免疫疾患（喘息、湿疹、食物アレルギー、1型糖尿病など）のリスクを上げるという証拠が出たことから、粉ミルク製造企業は現在では加水分解した牛乳を製造、販売する。アメリカ、ヨーロッパ、オセアニアにおける授乳指針は、赤ちゃんのアレルギーを防いでくれるし、有害ではないという期待を込めてこれらの粉ミルクを推奨する。

これより新しい粉ミルクは、プレバイオティクス（細菌の繁殖をうながす物質で、ヒトミルクオリゴ糖をふくむものもあるが、これに限定されない）、プロバイオティクス（ビフィドバクテリウム属の細菌〔ビフィズス菌〕や、ラクトバチルス属の細菌〔乳酸菌の一種〕など）、シンバイオティクス（両者の組み合わせ）で強化されている。これらの新しいタイプの粉ミルクは、疳《かん》の虫や喘息をはじめとする種々の病気や症状を防ぐのに効果的と考えられている。

しかし2016年3月に発表されたある研究は、これらの粉ミルクが持つとされるアレルギーの予防作用にきわめて懐疑的だ。(6) 1946~2015年の期間に合計で1万9000人を対象に行われた37の試験について、総合的なレビューとメタ解析をしたところ、研究者は現在の推奨を支持する一貫した証拠を見つけることはできなかった。製造元はこれらの粉ミルクが加水分解されているのでアレルギーを防ぐと主張しているため、粉ミルクが母乳より優れていると勘違いし、母乳哺育を止める女性が出る恐れがある。

だが、もう一度言おう。もし赤ちゃんを母乳で育てないことを選択するか、母乳で育てられなくても、罪悪感に苦しむことはない。多くの研究が母乳哺育の利点を認めているとはいえ、粉ミルクで育った子が完全に健康である可能性は高い。確かに優れた比較研究の中には、社会経済的地位など諸々の要因が絡んでいる場合には、母乳哺育にわずかに利点が見られることを示したものもある。とはいえ、アメリカ小児科学会など主要な保健機関は、母子双方にかかわるさまざまな理由により、可能な場合には母乳哺育が望ましいとしているのみだ。

Question
23
サプリメントは母乳に混入しますか？

混入することもある。幸いにも、あなたが健康できちんと食事を摂っていれば、サプリメントが母乳の栄養素の量に影響を与えることはない。[7] このことは、月満ちて生まれた赤ちゃんに母乳を飲ませていたイタリアの母親が、伝統的なイタリア料理（バランスが取れている）を食べていた場合の研究で判明した。[8] 参加者の母親たちは2群に分けられた。一方の群は、亜鉛、銅、ヨウ化カリウム——育児に励む母親に良いとされる微量元素——をふくむサプリメントを摂った。もう一方の群は、サプリメントを摂らなかった。3か月後、母乳の質や赤ちゃんの健康にかんして、2群のあいだにちがいは見られなかった。サプリメントは影響ないのだ。

同様に、アフリカのガンビアで行われた育児中の母親の研究では、サプリメントを摂った母親は摂取カロリーが多くても母乳の出に変化がなかった。[9]

これと反対に、サケ、カツオ、サバなどの青魚にふくまれる有効成分――ドコサヘキサエン酸（DHA）――は、食べた物から母乳へ摂取量に比例する量で混入する。[10] 母親がこの成分をふくむ食べ物を摂れば摂るほど、赤ちゃんもそれを吸収することになる。ドコサヘキサエン酸は赤ちゃんの脳の成長と機能的発達に欠かせない成分である。これをふくまない粉ミルクを与えられた赤ちゃんは、やがてうつや注意欠陥・多動性障害などさまざまな健康問題に悩まされた。幸いにも、ドコサヘキサエン酸は母乳に元々ふくまれていて、現在では粉ミルクにも添加されている。

魚油も育児中の母親にお勧めだ。母乳中の脂肪酸を健康な物質に変え、短鎖脂肪酸をつくる微生物を繁殖させることで赤ちゃんの腸の内壁に良好な免疫機能を与えてくれる。[11]

もし母乳がちゃんと出ているなら、あなたの体は母乳をつくる術を知っている。食事を通じて母乳を少し変えることは可能でも、根本的に変えることはできない。もし母乳の出が悪くても、サプリメントで補うことはできない。アイルランドの母親なら低温殺菌していない、微小なビール酵母を豊富にふくむギネスがあると言うだろうが、それを手に入れるにはアイルランドに住まなくてはならない。

Question

24 抗生物質は母乳に混入しますか？赤ちゃんのマイクロバイオームにどんな影響をおよぼすでしょうか？

母乳が赤ちゃんにとって最高の栄養源であるのは間違いない。それでも母乳哺育中であっても、ときには感染症にかかって抗生物質を飲むことがある。抗生物質は母乳に入って赤ちゃんも吸収するので、母乳哺育中も投与が認められているとはいえ、リスクを認識することが重要だ。

もちろん、抗生物質が必要な場合には飲まなくてはいけない。確信がなければ、飲んだ場合のリスクについて医師に率直に尋ねよう。たいていの医師はリスクについて熟知していて、バランスの取れた見解を教えてくれるだろう。同時に、利益がないにもかかわらず、ウイルス感染などで抗生物質を要求する患者が多いのも事実で、抗生物質を処方しないと満足しないと考えて処方する医師もいる。だから、医師に自分はそういうタイプの患者でないことをはっきり伝えるべきだ。

どうしても抗生物質を飲む必要がある場合、赤ちゃんに影響をおよぼさない方法はある。1つは、母乳バンクを見つけることだ（ロブとアマンダが経験したように、この方法はかなり高くつくが、それは病原体を排除するためにバンクでは厳格なスクリーニングをしているためだ）。お目当てのバンクが抗生物質を使用した提供者を排除していることを確認しよう。

抗生物質の入っていない母乳が手に入らない場合は、少し知っておくべきことがある。第1に、すべての母親が同じではないということ。抗生物質が母親の血液から母乳に入る度合いは人によって異なる。母親一人ひとりが異なる吸収率を持っていて、これを決めている要因はまだあまり理解が進んでいない[12]。

第2に、授乳時間の問題。20年前、授乳の専門家が前乳と後乳のちがいを発見した。だが、どうか誤解しないように。これは2種類の異なる母乳ではない。後乳はただ前乳のあとに出る母乳というだけのことで、脂肪分が多くアルカリ度が高い。ここで問題になるのは、後乳はおそらく抗生物質を高濃度でふくむので、赤ちゃんが長い時間乳を吸っていると抗生物質をたくさん吸収することだ。

第3に、抗生物質の種類の問題[13]。乳房の組織は、バクトリムやスルファジンなどのサルファ薬を代謝して効き目を弱める。サルファ薬は古いタイプの抗生物質で、種々の不快な副作用があるにもかかわらずいまだに使用されている。乳房の組織がどのようにしてこれらの医薬品の効果を減じるのかについて結論は出ていないが、抗生物質としてのはたらきが何らかのメカニズムで変化するのだろう。あるいは体のほかの部位と同じく、微生物が薬を化学的に変化させるのかもしれない。ほかのタイプの抗生物質は乳房の組織によって変化することはない。

最後に、既述したように、赤ちゃんの年齢。この要因は大きなちがいを生む。赤ちゃんのマイクロバイオームは生後初期には大きく変化するし、母乳の化学組成（おそらくは母乳への微生物の混入そのものも）も変化する。こうした変化があるため、抗生物質はマイクロバイオームの回復や正常な発達を妨げることもあれば遅らせることもある。しかし、マイクロバイオームの「正常な」発達自体がまだ完璧に理解されているわけではないことは肝に銘じておこう。

成人と小児のどちらでも、抗生物質は腸内のおもな細菌種の数を大きく減少させ、マイクロバイオームの繁殖を阻害する。これによって、病原体にとっていちばん手ごわい障壁が取り除かれ、赤ちゃんが腸などの感染症にかかりやすくなる。腸内マイクロバイオームの変化は、さらに（とくに胆汁酸の代謝の変化によって）腸内の化学反応も変えて炎症や下痢を招きがちだ。腸内マイクロバイオーム、とりわけエンテロバクター属に属する一部の細菌種の繁殖が妨げられると、カンジダ属に属する酵母様の真菌が繁殖する。これが起きると、カンジダ症に似た症状がとくに大腸付近に出る（ジャックの息子ディランは、幼いときにこの症状に何度も苦しんだ）。

母乳哺育中に飲んでも安全とされている抗生物質は何種類かある（アミノグリコシド、アモキシシリン、アモキシシリン／クラブラン酸、抗結核薬、セファロスポリン、マクロライド、スルファメトキサゾール・トリメトプリム）。それ以外の抗生物質は、いずれも慎重に扱うか服用は控えるべきだ。しかし今述べた「安全な」抗生物質でも、腸内マイクロバイオームに変化を起こして不測の事態をもたらすことがある。アメリカ食品医薬品局（ＦＤＡ）はマイクロバイオームを考慮していない。少なくとも、これまでのところは。

抗生物質を飲む必要があるなら、服用期間は母乳哺育を避けるのが最善の道だろう。それが無理なら、安全とされている抗生物質を選ぶのが次善の策だ。抗生物質を飲まなくてはならなかった母親の子どもの健康にかんする既存の研究結果にしたがえばそうなる。

Question
25
疳の虫を起こすのは何でしょう？　微生物が原因ですか？

新生児の5人に1人が生後2週間くらいで疳の虫を起こす。なだめてもすかしても、赤ちゃんは一度に3時間あるいはもっと長く泣きつづける。泣き叫ぶ合間にお腹を固くして両脚を強ばらせる。顔は真っ赤だ。落ち着かせることができない。とても辛い経験だ。

この苦しみに微生物がかかわっているのだろうか？　最近の研究では、疳の虫を起こす赤ちゃんは、そうでない赤ちゃんに比べてプロテオバクテリア門の細菌が多く、微生物の種数が少ない。(14) プロテオバクテリア門の細菌にはガスや炎症を起こすことが知られる種がいて、それが未熟な腸に痛みをもたらしている可能性がある。別の研究によれば、よく知られる数種の有用菌のうち腸に棲む種類が少ない赤ちゃんはよく泣いて気難しかった。(15) だがこのちがいが疳の虫の原因なのか結果なのかは解明されていない。疳の虫によってマイクロバイオームが変わることも考えられる。

いずれにしても、疳の虫を起こす赤ちゃんにはプロバイオティクスが効くかもしれない。

3か月にわたって油にラクトバチルス・ロイテリ菌を混ぜたものを毎日5滴与えられた赤ちゃんは、見た目と味は同じだがこのプロバイオティクスをふくんでいない液滴を与えられた赤ちゃんと比べて、疳の虫、逆流、便秘など胃腸の不調に悩むことが少なかった(16)。この研究は大規模な（238人がプロバイオティクスを与えられ、230人がプラセボを与えられた）二重盲検だった。二重盲検では、赤ちゃんの親も研究者も液滴の中身について前もって知らされない。こうした手法が重要なのは、研究者や両親がどの赤ちゃんがプロバイオティクスを与えられているかを知らないので、実験の結果やその解釈を無意識に変えてしまうことを防げるからだ。

第6章

抗生物質は
良い細菌も殺す

Question

26

赤ちゃんが生まれたら胎便まみれでした。どうしても抗生物質を与えなくてはなりませんか？

かならずしもそうとは限らない。ジャックの息子ディランが病院で生まれたとき、分娩中にキャサリンがいきむタイミングについて混乱が起きた。担当の看護師は、万事順調だが医師に同意をもらわなくてはいけないと言った。ところが、医師は別の出産で手が離せなかった。このためジャックとキャサリンは長い時間待つ羽目になった。その間、ディランの頭は陣痛によってキャサリンの骨盤骨に押しつけられていた。この経験がキャサリンにとって快適でなかったのは明らかだが、ディランにとってはたいへんなトラウマだったろう。

頭に皮下血腫（血液が溜まったこぶ）ができて、産道に排便していた。胎児がはじめてする便は胎便と呼ばれ、小腸の上皮細胞、粘液、羊水、胆汁、水から成る。誕生後の便とちがってタールのようで、ふつう胆汁酸のせいで黒っぽい緑色をしている。赤ちゃんが産道で排便すると、便が羊水に混じって赤ちゃんと一緒に出てくることがある。これは月満ちて生まれる赤ちゃん、とくに40週を過ぎて生まれる（予定日を過ぎて生まれる）赤ちゃんの最大22％で起きる。ディランはちょうど予定日に生まれた。彼はいつでも時間をしっかり守る子だ。

胎便のリスクはあまり理解が進んでいないが、産科医は胎便をした赤ちゃんの一部は胎便の混じった羊水を肺に吸引している可能性があると懸念する。(1) 吸引していた場合には、約5％の新生児がいわゆる胎便吸引症候群にかかる。たいていは軽くすむが、まれに何らかの細菌感染を起こして死にいたることすらある。

しかし、情報は混乱している。大半の研究によれば、胎児は羊膜に包まれているあいだは無菌なので、胎便も無菌であることになる。ということは、胎便が混じった羊水に感染を起こす病原体がいるとは考えにくい。もちろん、胎便の未知の成分が体内で炎症を起こし、赤ちゃん（そして母親）が感染を起こしやすくなることも考えられる。(2) とはいえ、その成分が何であるかわかっているわけではない。

慎重を期して、病院では羊水に胎便が混じって生まれてきた赤ちゃんに抗生物質を処方するのが一般的だ。ディランが抗生物質を処方されたとき、ジャックとキャサリンは反論しなかった。ディランは2人にとって最初の子だったし、医師と看護師がすべて心得ているだろうと考えた。ところがじつは、抗生物質を予防薬として使った場合、母子の健康にどのような影響があるかについてほとんど何も解明されていないのだ。このテーマについて行われた厳密な研究はわずか一例しかないが、その結果は信用できると思われる。この研究では、抗生物質の使用によって結果に改善は見られなかったという。つまり、生まれるときに胎便をしたからと言って、ディランに抗生物質を処方する必要はなかったのだ。こうして両親は、この処置が急速に発達中のディランのマイクロバイオームに与えた影響について考えるようになった。

Question

27 経腟分娩を選んだ場合、抗生物質の使用を拒否できますか？

治療にかんする最終的な決断や拒否は患者に託される。しかし、親に抗生物質が必要な病気がある場合や、B群連鎖球菌（GBS）や淋菌のような赤ちゃんにうつる可能性のある腟病原体を持つ場合には、赤ちゃんに対するリスクは、生後初期の抗生物質使用を避ける利点をはるかに上回る。

出生直前の抗生物質使用が新生児におよぼす影響も定かではない。一般論として、抗生物質が必要かどうかについて懸念があるなら医師に伝え、使用しなかった場合にどのような結果があるのかについて尋ねるのがベストだ。医師の多くはいまだに抗生物質は無害で有益かもしれないと考えている。私たちはそれが正しくないことを知っている。

Question

28

新生児に抗生物質入りの目薬を与えるべきでしょうか？

これは複雑な問題だ。先進国で、新生児に予防的措置として抗生物質入りの目薬を投与するのはアメリカのみだ[3]。じつはフィラデルフィアで行ったセミナーのあとでこの質問を受けたとき、ジャックにはどう答えたものかわからなかった。彼の子どもたちが生まれたイギリスでは、そういう措置は取られないのだ。しかしアメリカではこれが標準的な医療として確立されていて、ニューヨーク州では親は目薬の使用を拒否できない。拒否した場合には、病院側は親が協力を拒んだとして児童保護サービス（CPS）を呼ぶ権利を持つほどだ。同様に、コロラド州で娘が生まれたときに抗生物質をふくむ目薬の問題に直面したとき、ロブとアマンダはどう答えるべきかわからず、使用を認めるよう強く求められた（2人は同意した）。しかし、後日2人はこの目薬が必要なのは親が特定の疾患にかかっている場合のみで（自分たちはそれらの疾患にかかっていない確信があった）、いずれにしても赤ちゃんが予定外の帝王切開で生まれた場合には目薬は不要だったと知って不満に思った。

この措置が取られる理由を知るには、19世紀末まで時をさかのぼらなくてはならない。当時、新生児の眼炎――新生児結膜炎、いわゆる流行性結膜炎――が大流行していた。ヨーロッパでは、新生児の10％が流行性結膜炎にかかり、うち3％が失明した。カール・クレーデという医師が、この病気にかかるのは淋病にかかっている母親から経膣分娩で生まれた赤ちゃんだけであることに気づいた。やがて彼は、流行性結膜炎がじつは淋菌が原因で起きることを証明し、経膣分娩で生まれるすべての赤ちゃんを硝酸銀の目薬で治療するべきだと決めた。これによって、流行性結膜炎はほぼ完璧に根絶された。ところが、硝酸銀には問題があった。化学熱傷を起こして一時的な失明を起こしかねないのだ。

このことが一般に知られて間もなく、ほかの研究者たちが流行性結膜炎は淋菌でもクラミジア菌でも起きることを発見した。これら2種の細菌はいまだにこの病気の原因菌とされている。どちらも性行為でうつり、現在より19世紀末のほうがはるかに一般的だった。だがアメリカは多様な人口構成の国だ。そこで慎重を期したアメリカの保健機関は、すべての新生児に抗生物質入りの軟膏か目薬を誕生から1時間以内に予防薬として使用することを決定した。彼らの論法は基本的にこうだ。「迷うことはないじゃないか。抗生物質は安全だし、ひどい副作用もない。とにかく投与しよう」

そして、現在にいたっている。じつは、使用中の抗生物質の一部は両方の病気には効かないことが解明されている。それに、女性をこれらの病原体でスクリーニングした場合、アメリカの大半の女性は陰性になる。ならば、なぜすべての赤ちゃんに抗生物質入りの目薬を使用するのだろう？　母親がスクリーニングと出産のあいだにどちらかの病気にかかる可能性は否定できないものの、そのような場合は稀だ。

目薬の使用が望ましくない明らかな理由の1つは、抗生物質に対する耐性の問題である。これほど広範な使用が、近年目で発見される耐性菌の増加につながっているのかどうかはわかっていない。要するに、私たちは答えを知らない。これを突き止めるための効果的な研究は行われていないのだ。しかし仮につながっていないと判明したなら、私たちはとても驚くだろう。

もう1つの明らかな問題は、目のマイクロバイオームが結膜炎などの目の病気に対する最初の防衛線であることだ。現在ほど生後すぐにマイクロバイオームを除去あるいは阻害すれば、赤ちゃんが目の感染症にかかりやすくなるかもしれない。またしても驚くことに、これにかんする研究は行われていない。

Question

29 抗生物質は私や赤ちゃんの腸にどのような影響をおよぼすのですか？

抗生物質が赤ちゃんの腸に与える影響は、あなたの赤ちゃんとその抗生物質によって異なる。2人の赤ちゃんが腸に同じ細菌種（たとえば、大腸菌）を持っていて、同じ抗生物質を投与されたとしても、その抗生物質によって一方の赤ちゃんの細菌は死んでも、他方の赤ちゃんの細菌は死なないかもしれないのだ。科学者はいまだにこの理由を突き止めようとしている最中だ。腸内の別の細菌が抗生物質のはたらきを阻害するか、選択的にその抗生物質を吸収するのかもしれない。あるいは、同じ種の細菌でも繁殖状態によっては抗生物質に対する反応が異なるのかもしれない。いずれにしても、抗生物質の一般的な処方指針によって多くの人命が救われたのは事実でも、抗生物質の効き目が人や細菌によって変わる理由の多くは解明されていないのだ。

一般に、抗生物質はそれぞれ異なる細菌を標的にしている。だが同じ細菌種にも良い細菌と悪い細菌がいる（人間と同じだ）。たとえば、大腸菌には有害な菌と、大腸菌ニッスルのような有用な菌がある。大腸菌ニッスルは、プロバイオティクスとして販売されている。アメリカでは、アメリカ食品医薬品局（ＦＤＡ）に医薬品に指定されている。抗生物質を飲むと悪い細菌が死滅するが、同時にたくさんの良い細菌も巻き添えを食う。スコップではなくブルドーザーで雑草を退治するようなものだ。また決められた期間にわたって抗生物質を飲むと、悪い細菌のほうが良い細菌より早く戻ってくるかもしれない。森で火事があったあとに雑草が先に芽を出すのに似ている。

微生物を標的にしたほかの思い切った治療にも同様のことが当てはまる。ロブの娘が頑固な皮膚感染に苦しんだとき、診てくれた専門医師は除菌を勧めた。除菌は基本的には過酷な薬浴だった。ロブが科学文献にあたってみたところ、薬浴は短期的な効果はあっても、数か月で同じ細菌か異なる細菌による再発が起こりがちだということだった。ロブとアマンダはこの処置をしないと決めた。感染は命にかかわらないし、どのみち抗生物質によって根絶することはできないからだった。

抗生物質を服用すると、一般に微生物群集の多様性は減る。大腸菌のなかでも有害な細菌株や、クロストリジウム・ディフィシルや、スタフィロコッカス・アウレウス、いわゆる黄色ブドウ球菌のような、きわめて悪い細菌が優勢になることもある（とはいえ、幸いにもこの状態はたいてい短期間しか続かない）[4]。悪い細菌がつくる化学物質によって腸内や体に炎症が起き、それを免疫系が察知して免疫反応を起こすからだ。

抗生物質にまつわる大きな問題は、多くの良い細菌も死んでしまうことだ。これらの良い細菌は短鎖脂肪酸（腸の内壁にいて炎症を抑制する免疫細胞の食べ物になる）、アミノ酸、ビタミン類のような多くの有益な化合物をつくる。抗生物質の服用後に残された細菌は、元の複雑な生態系ほどの生産性を上げられない。

したがって、抗生物質は本当に必要な場合には命を救ってくれるとはいえ、そうでない場合には使用を最小限度にとどめることが望ましい。どんな場合でも、抗生物質を飲まなかった場合の結果や様子を見る選択肢があるかどうかを医師に尋ねるのがお勧めだ。一方で、赤ちゃんの健康をしっかり見守り、悪化しているようなら抗生物質の服用をはじめよう。

Question

30 生後半年以内に抗生物質を服用したら肥満になりますか？

その可能性は高い。どのようにして家畜を太らせるかについて考えたことがあるだろうか？　1940年代、畜産農家がウシ、ニワトリ、ヒツジ、ブタに抗生物質を与えると、そうでない場合に比べて体重と筋肉量が速く増えることを発見した。すぐに、抗生物質を「治療量未満」の量（感染を治療するための用量以下）与えると、家畜の成長が促されて体重の5、10、15％ほどいつもより余計に太ることが突き止められた。抗生物質を与えるタイミングが重要であることも明らかになった。成長——食べ物の熱量を体質量に変える能力——をうながすには、抗生物質を与えるタイミングは家畜が子どものうちがベストだった。成長後の家畜ではあまり効果が得られないのだ。また無菌動物、つまり微生物との接触のない環境で育てられ、体の内にも外にも細菌がいない動物は、抗生物質を与えてもまったく効果がない。体重が増加するには微生物が必要なのだ。

人間に置き換えてみると、これは何を意味するのだろう？　赤ちゃんのマイクロバイオームが安定するにはある程度時間がかかる。マイクロバイオームはかなり動的で、およそ3歳までは成人のような特徴を持っていない。食事の大幅な変化、感染、環境、抗生物質など多くの条件によって、このプロセスは攪乱などの影響を受ける。ご存じのように、抗生物質は病原体を殺すようにデザインされている。最初期の抗生物質はスペクトルが狭かった。つまり、一種の細菌のみを死滅させるように意図されていた。その後、製薬会社はスペクトルが広く、多様な微生物を死滅させる抗生物質を開発した。一種の焦土作戦である。

かかりつけの医師が、赤ちゃんの耳感染症の治療に広スペクトルの抗生物質を処方したと考えてみよう。抗生物質が腫れた鼓膜に達すると、感染と闘って炎症と痛みを止めてくれるかもしれない。だが、抗生物質が体のほかのどこに到達するかを考えてみよう。健康で盛んに自己組織化している赤ちゃんの腸に達すると、腸内環境に致命的な一撃を加える。多様な良い細菌が大打撃を受け、再生には何日も何週間もかかる。めずらしい菌種も死滅させせられるかもしれない。実際、抗生物質を何度も与えられた成人の研究では、マイクロバイオームは数か月から数年は元の状態とは異なっていて、二度と元に戻らない場合もあった。[5] 以上の記述はおもに経口投与または静脈投与の抗生物質の場合であって、局所的に塗布する抗生物質は一般に体内のほかの部位に与える影響が少ない。

現在、たくさんの子どもが抗生物質の影響にさらされている。平均的なアメリカの子どもは、2歳までにほぼ3回（1クールで数日間服用する）、10歳までにほぼ10回、20歳までにほぼ17回にわたって抗生物質を投与されている。驚くことに、平均で1年に1クールの投与を受けるとすると、腸内の生態系が繰り返し攪乱されることによって、マイクロバイオームが著しく変化する。

では、生後すぐに抗生物質を投与されるとどんな結果になるのだろう？　腸内細菌が赤ちゃんの代謝を制御することはわかっている。赤ちゃんが食べたものからさまざまな微生物がエネルギーを取り出し、そのエネルギーが成長する体をつくるのに使われる。興味深いことに、細菌は赤ちゃんの体によるエネルギー処理に影響を与える。いったいどのようにして影響を与えるのか詳しいことはまだ突き止められていない。だが、細菌の代謝産物――そして特定の細菌の存在によってもたらされる免疫系の変化――が、赤ちゃんの肝臓機能を変えることで肥満度が決まる。代謝産物は、赤ちゃんの代謝のほかの側面にも影響を与えて肥満と糖尿病へと導く（このメカニズムはおもにマウスなどのモデル動物では十分に確立されていて、ヒトの病気にも当てはまると思われるものの、ヒトの場合にはまだ全容は解明されていない）。

したがって、生後すぐに抗生物質を投与した場合の結果は当然子どもの肥満ということになる。[6] ニューヨーク大学のヒト・マイクロバイオーム・プロジェクトを率いるマーティン・ブレイザー博士は、次のように述べる。「子どもたちに抗生物質を与えることが、第二次世界大戦後に肥満などの疾患が増加した要因かもしれない。ときには抗生物質が必要であるのは明らかだが、もっと賢明に使うことを学ばなくてはならない」。デンマーク国民出生コホートの2万8000組の母子を対象にした研究では、生後6か月以内の抗生物質の使用は7歳時における肥満の増加に結びついていた。[7] ところが3万8522人の子どもと92組の双子を調べた別の研究では、抗生物質の使用によって統計的に有意な体重増加の証拠は認められなかった。[8] これは相反する結果なので、何か見落としていることがあるにちがいない。

以上と矛盾するのだが、乳幼児のときに高用量の抗生物質を投与されると、赤ちゃんの成長が阻害されることがわかっている。マウス実験では、ほかの動物では体重増加を起こしたのと同じ種類の抗生物質で体重減少が見られた。(9) このちがいは、部分的には抗生物質の用量、使用されたマウス系統、マウスの餌で説明できる。幸いにも、ヒトでは、食事などほかの多くの要因と比べて抗生物質の肥満リスクは比較的低い（マウスでも同じだ）。たとえば、子どもに投与された抗生物質の用量より、高脂肪・高糖質食のほうが肥満に結びつく確率がはるかに高い。同様の傾向は不活発な行動パターンの人にも見られる。活発な人ほど肥満になりにくく、不活発な行動パターンは抗生物質の投与／不投与よりも肥満のより正確な予測因子になるのだ。それでも、活動が肥満を予防するのか、あるいは肥満につながる代謝の変化によって活発でなくなるのかについては議論の余地がある。

第7章

子どもを下痢と
アレルギーから守る
プロバイオティクス

Question

31

プロバイオティクスは何に良いのですか?

個々のプロバイオティクス（有用菌）によって異なる。現在プロバイオティクスと呼ばれるものは昔から存在していた。私たちの祖先の食事に日常的に取り入れられ、いつの時代も健康に良いとされてきた。世界保健機関（WHO）は、プロバイオティクスを「適量に摂取した場合にその人の健康を増進する生菌」と定義する。ヨーグルト、ケフィア、ザワークラウトなどの発酵食品をはじめとする多様な食品にふくまれている。もちろん、母乳にも。

一方で、市販のプロバイオティクスはたいてい研究の裏づけがない健康増進効果をうたう。だが「400億個の生菌」をふくむ錠剤が子どもの体重を減らすことはないし、免疫系を「強化」することもない。赤ちゃんが飛行機の中で泣かないとか、幼児が虫歯にならないとか、風邪やインフルエンザにかかる期間が短くなるとか、胃酸の逆流を止めてくれるとかいうことはない。それは、ほぼ何の医学的根拠もない巨大産業なのだ。

私たちがいちばんよく聞かれるのは、「子どもにヨーグルトを食べさせたほうが良いですか?」という質問だ。じつを言えば、プロバイオティクスをふくむヨーグルト（乳製品または非乳製品を問わず）を日頃から食べていれば、あなたやお子さんが健康になるという信頼性の高い証拠はまったくない。それでも、製造業者はこれがおいしい万能薬だと言ってはばからない。ジャックはよくヨーグルトを食べるが、それはおもにヨーグルトが好きだからだ。子どもたちにも食べるよう勧めている。生きた培養菌の入ったヨーグルトは健康増進効果があるという意味でプロバイオティクスではあるけれども、それはとても限定された意味での健康増進効果だ。これについては後述することにしよう。

ヨーグルトは、ラクトバチルス・デルブルエッキィやストレプトコッカス・サーモフィルスなどの生菌をふくむ。ラクトバチルス属やビフィドバクテリウム属のほかの菌株をふくむこともある。食品会社は認めたがらないだろうが、これらの生菌の培養物中で繁殖する細菌の種類を管理することは難しい。ヨーグルトに入っているべき菌種を定める業界基準があるにもかかわらず、だ。ロブもヨーグルトをたくさん食べるし、とくにアイスランドの伝統食スキールが好みだが、微生物が持つ特定の健康効果のためというより味が好きだから食べている。ジャックは乳糖をふくまない羊乳のヨーグルトをよく食べるが、やはりおもにその味が好きだからだ。

19世紀末、ノーベル賞受賞者のイリヤ・メチニコフが、発酵乳を日常の食事に取り入れていると全般的な健康増進効果が得られ、老化にともなう神経学的な衰えの始まりを遅らせることができると説いた。じつはメチニコフは、現在認識されているようなマイクロバイオームとヒトの生理にかんする基本点な概念の多くをすでに予見していた。だが100年以上もの研究を経てなお、メチニコフが主張したプロバイオティクスの効果が正しいことを裏づける確かな証拠はいまだに発見されていない。

ありとあらゆる病気を想定した多彩なプロバイオティクスが販売されてはいるが、順当な手順を踏んで科学文献に掲載され、効き目を実際に評価できる試験が紹介されているケースはほとんど見当たらない。どうしてもその必要がなければプロバイオティクスをお子さんに与えるのはお勧めしかねるし、仮に必要なのだとしても、お子さんの病気に効き目があると証明された商品を選ぶべきだ。さもなければ、お金をドブに捨てることになる。

一方で、近所のドラッグストアや食料品店のサプリメントコーナーを見るとどうしてもプロバイオティクスが目に入る。ここ20~30年で培養菌の開発が爆発的に急増し、液体や芽胞形成菌の入った錠剤として販売されるようになった。これらの新しいプロバイオティクスは以前の製品より優れているのだろうか?

答えははっきりしない。下痢やアトピーに効くと臨床的に証明された既存の薬品より優れているか確かめようにも、プロバイオティクスの効き目を証明する臨床試験がないことがおもな障害になっている。一方で、さらに最近のプロバイオティクス製造業者は自社製品の効能を主張しはじめている。たとえばVSL#3は、小児の過敏性腸症候群や潰瘍性大腸炎、また成人では大腸切除手術後の回復に有用であると証明された8種のさまざまな細菌種の混合物である。[1] この製品はおもに抗炎症性経路をつくることで免疫系に影響を与える。実際、ジャックが関節痛にこの製品を試したところ、すばらしい効き目だった。とはいえ、プロバイオティクスが全般的な健康を増進するという主張は遺憾ながら証明されていない。

プロバイオティクスの背後にある考え方は魅力的だ。それはディスバイオシス（腸内菌共生バランス失調）と呼ばれる状態にかんする。この用語は体の内側や外側における微生物のバランスが失われた状態を指し、抗生物質の乱用、偏った食事、汚染された食べ物や飲料水、病気など多様な原因が指摘されている。

腸内細菌は調和して共生する。互いの繁殖をチェックし、子どもの体が必要とする食べ物、ビタミン、アミノ酸などの有用な化合物をつくる。子どもの免疫系、ホルモンバランス、神経系すら刺激して制御する。しかし腸内微生物のバランスが崩れると、細菌の集合体（群集）が攪乱される。いったん細菌群集の平衡状態が失われると予想もつかない結果につながる。異常に繁殖する細菌、餓死する細菌、発芽に適した条件を待つ種子のように休眠状態に入る細菌などまちまちの運命をたどるようになる。

子どもの腸や皮膚などの組織がディスバイオシスに陥ったときには、プロバイオティクスが役に立ってくれる。プロバイオティクスは有用な細菌をふくみ、その多くが正常な腸内に棲みつく種類であることから元の平衡状態が戻る。子どものマイクロバイオームの平衡状態が失われて、ディスバイオシスを起こすと、細菌群集が正常な状態に戻るようにプロバイオティクスがはたらいてくれるかもしれないのだ。

私たちはこう考えているが、これを裏づける証拠は実際には限られているし、いまだになぜそうなるのか本当に理解しているわけではない。一説によると、プロバイオティクスである飲み物やヨーグルトにふくまれる細菌が免疫反応を起こして炎症を抑えるか、免疫系とマイクロバイオームとの相互作用を変えるようだ。[2] 免疫系を庭師と考えてみよう。庭師は自分が欲しいと思う細菌を健康で活発に保ち、欲しくない細菌を排除する。ディスバイオシスが起きているときの免疫系は酔っぱらった庭師のようなもので、非常に誤った選択をする。だがプロバイオティクスは免疫系のバランスを整え、間接的にマイクロバイオームのバランスを回復させるようだ。

ちなみに、プロバイオティクスがお子さんの腸にとどまるという証拠はない。一般に入手可能なプロバイオティクスの多くは体外に排出されてしまうらしく、体に変化を与えるとすればそれは免疫との相互作用を通じてということになる。あるいは、完全に体外に排出される前に（短期間であるとはいえ）栄養素をめぐって既存の微生物と競合するのかもしれない。生後初期――マイクロバイオームが安定化する前――にプロバイオティクスを摂取すると、一部の細菌がその子のマイクロバイオームの一員になることも考えられる。この場合のプロバイオティクスは、ドラッグストアで買い求められる種類ではない。それは、現在開発中の次世代プロバイオティクスである。ヒトから分離された細菌のうち、発達中の腸で特定の健康増進効果を発揮するために選ばれた細菌をおもにふくんでいる。

プロバイオティクスを日常的に摂取すれば特定の健康増進効果が得られるという証拠はないにもかかわらず、多くの人はおかげでうちの子どもたちは健康だと言うだろう。これは、いわゆるプラセボ効果だろうか？　判断は難しい。理想を言えば、健康の特定の側面について増進効果を測定できることが望ましい。しかし、健康増進効果は主観的かつ感覚的なものでもあるので測定できない。学ぶべきことは多いのだ。

では、どのようなときに子どもにプロバイオティクスを与えるべきだろう？　まだ母乳を飲ませている時期なら、あなたはすでに与えている。赤ちゃんが下痢をしている場合には、プロバイオティクスで治せるという証拠は豊富にある。赤ちゃんが手術を受けた場合、多くの小児科医がギリシャヨーグルトを推奨する。高い栄養価とプロバイオティクスとしてのはたらきもさることながら、このヨーグルトが小腸内で細菌が異常繁殖するのを抑えてくれるからだ。以下に、お子さんにプロバイオティクスを与えるのが適切な場合を挙げていこう。

〈食物アレルギー〉

プロバイオティクスは食物アレルギーに効く。食物アレルギーは、先進国では過去10年で20％増えた。

牛乳アレルギーが乳児期および幼児期初期の子どもにもっとも多く見られる食物アレルギーで、世界中で2～3％程度いると推測されている。症状は、痰や唾液の詰まり、嘔吐、下痢、目や唇の腫れ、鼻汁、消えない痛みなど。このアレルギーが起きるのは、牛乳にふくまれるカゼインと呼ばれるタンパク質に対する耐性を持たない場合だ。

私たちの目的は細菌を利用して耐性獲得を手助けすることにある。この目的にプロバイオティクスが使えるだろうか？

答えを知るべく、ジャックの研究室はある小規模な臨床試験に参加した。[3] 牛乳アレルギーを持つ生後3か月未満の乳児を3群に分け、各群で異なる粉ミルクを与えた。1つの群は一般のブランドの粉ミルクを飲んだ。2番目の群が飲んだ粉ミルクは、高度に加水分解されたカゼインをふくんでいた。この粉ミルクにふくまれるカゼインプロテインは、赤ちゃんでも消化できる低次の構造に分解されている。3番目の群は、加水分解されたカゼインとプロバイオティクスのラクトバチルス・ラムノサスGGの混合物を与えられた。

プロバイオティクスと加水分解された粉ミルクの混合物を与えられた赤ちゃんの一部は、牛乳に対する耐性がかなり高くなった。だが、同じ混合物を与えられても耐性が変わらなかった赤ちゃんもいた。

なぜだろうか？　正直なところ、私たちに100％の確信があるわけではない。しかし、試験に参加した赤ちゃんすべての便を調べていてある手がかりを見つけた。

耐性が改善した赤ちゃんは炭水化物を発酵し、脂肪にふくまれるような炭素原子と水素原子の短鎖構造を持つ酪酸塩をつくる腸内細菌を大腸に持っていた。酪酸塩は有益な分子だ。この分子は腸内の免疫細胞の食べ物になり、これらの免疫細胞が炎症を抑える化学物質をつくる。つまり、腸内に酪酸塩ができればできるほど、炎症が収まって食物アレルゲンに対する耐性が改善するのだ。

同様に、オーストラリアで行われた最近のある研究では、市販のプロバイオティクスがピーナッツアレルギーを治すのに効果的であることがわかった[4]。このアレルギーを持つ30人の子どもが毎日少量のピーナッツのタンパク質を、ラクトバチルス・ラムノサスGG（少しずつ量を増やした）とともに食べた。最終的には、ラクトバチルス・ラムノサスGGはおよそ20キログラムという途方もない量のヨーグルトの摂取に相当する量になるまで増えた。18か月後、5人に4人がアレルギー反応を起こさずにピーナッツを食べることができるようになった。この研究やそのほかの研究を受けて、アメリカ小児科学会は最近ピーナッツにかんする推奨を、「生後2年は食べさせない」から「早期に食べさせる」に変更した。

〈イースト菌感染症、アトピー性皮膚炎、湿疹〉

ジャックの息子ディランが腸のカンジダ症にかかったとき、感染は6か月以上にわたって股間をふくむ全身の皮膚に広がった。だが母親がこの病気にヨーグルトが使われることが多いことを知っていたので、ヨーグルトをディランの皮膚に塗ると、口腔カンジダ症も性器カンジダ症も治った。

いったい、何が起きているのだろう？　1人の子どもというサンプルサイズでは、本当にこの方法でディランが治ったのかどうか確信は持てないものの、ヨーグルトのみ、またはハチミツ（天然の抗真菌成分や抗菌成分をたくさんふくむ）との併用で成人または動物のカンジダ症に効くことが臨床試験でわかっている。小児にかんする研究はまだ行われていない。

ある湿疹の試験では、132人の母親とその赤ちゃんにラクトバチルス・ラムノサスGGを妊娠中から生後6か月まで継続して与えた。2歳になるまでに、132人の赤ちゃんのうち46人がアトピー性皮膚炎と診断された。[5]プロバイオティクスを与えられたのにアトピー性皮膚炎にかかった赤ちゃんは、与えられなかった赤ちゃんの半分ほどだった。すべての赤ちゃんを4、5歳まで追跡調査しても結果は同じだった。プロバイオティクスは一定数の子どもたちを就学期まで守った。妊娠女性とその赤ちゃんの別の研究では異なる結果になった。赤ちゃんのうち220人はプロバイオティクスの混合物（ラクトバチルス・サリバリウスCUL61、ラクトバチルス・パラカゼイCUL08、ビフィドバクテリウム・アニマリス亜種ラクティスCUL34、ビフィドバクテリウム・ビフィダムCUL20）を与えられ、234人がプラセボを与えられた。プロバイオティクスとプラセボのどちらも、赤ちゃんのカンジダ症罹患率に影響を与えなかった。(6)

カンジダ症にかかっている50人の赤ちゃんと、かかっていない51人の赤ちゃんを対象に最近行われた優れた対照研究では、2群の便のサンプルに異なる細菌が発見された。(7) ここで述べておきたいのは、この細菌のちがいは単なる統計的関連性で、カンジダ症とはまったく関係がないかもしれないということだ。それでも、これらの研究は実際にあるかもしれない関係を調べるための手がかりを与えてくれる。

〈耳感染症〉

もう1つ別の研究では、プロバイオティクスが水泳をする少年少女のうち耳感染症にかかる人数を減らし、症状を軽減してくれることがわかった。(8) 平均年齢13歳で競泳をする少女46人が、2群に分けられた。一方の群は、約85グラムの一般的なヨーグルトを8週間にわたって毎日食べた。もう一方は生菌で強化したヨーグルトを同じ期間食べた。期間終了後、どちらのグループの少女もとくに泳ぐスピードが上がったようではなかったが、プロバイオティクスの入ったヨーグルトを食べた少女は風邪の罹患率が低く、耳が感染で痛むことが少なかった。

親にとって朗報は、プロバイオティクスが幼児の場合にも耳感染症の罹患率を減らしてくれることである。(9) この研究では、化膿性連鎖球菌による頑固な耳感染症と最近診断された65人の子どもが集められた。うち45人は3か月にわたって毎日、プロバイオティクスのストレプトコッカス・サリバリウスK12をふくむ徐放性の錠剤の経口投与によって治療された。K12で治療された子どもたちは、喉の痛みを訴える子が90％減り、急性耳感染症の罹患率が40％減少した。これらの数字はプロバイオティクスを投与しなかった子どもたちに比べて著しいちがいを見せる。

プロバイオティクスは活気に満ちた医療最前線だ。(10) バランスを崩しているマイクロバイオームに欠けているものがわかれば、おそらくそれを回復するとともに味も改善できるだろう。

Question

32

どのプロバイオティクスがうちの子にベストですか？

これは私たちが受ける中でいちばん難しい質問であり、よく受ける質問でもある。プロバイオティクスはとても気楽に思える。医薬品ではない天然のものなので、ふつうは処方箋なしで入手できる。高価であるのは事実でも、入手が簡単で安心感も得られることを考えればコストは問題でないように思える。

この質問に答える難しさは、私たちが臨床医でないことにある。私たちは科学者なので、明確な推奨をするのは倫理にもとる。もう1つの難しさは、たいていの臨床医は何を推奨すべきかを知らないことにある。プロバイオティクスと小児の健康にかんしては、www.usprobioticguide.com.に情報がある。

Question

33

子どもが下痢をしたら、プロバイオティクスを与えるべきですか?

もちろん、イエス。下痢は、プロバイオティクスの健康増進効果との関連でいちばんよく論じられ、研究されてもいる。二重盲検を総合的にレビューした研究で、急性下痢症にかかった赤ちゃんの治療にラクトバチルス・ラムノサスGGを使うと、下痢の症状、重さ、期間が著しく減ることがわかった。[11] つまり、プロバイオティクスを与えると、赤ちゃんの下痢が早く快方に向かい、重い症状が消えたのだ。この治療はロタウイルスによる下痢症——急性胃腸炎を起こす下痢——にいちばんよく効いたという。

プロバイオティクスがどのようなメカニズムによって下痢の症状を軽減するのか私たちに詳しいことはわからないが、おそらく炎症を抑える一方で腸内の餌と棲息場所を病原体と奪い合うからではないかと思われる。大腸菌ニッスルなどほかのプロバイオティクスも、下痢の原因になる侵入菌と活発に競合することが知られる。[12] 病原体が正常な繁殖を行うために必要な鉄分を独り占めするのがこのプロバイオティクスの戦法だ。だから感染症にかかるかもしれないと思ったら、この種のプロバイオティクスを摂取すると良いかもしれない。しかしこのプロバイオティクスはヨーロッパとカナダでは市販されているが、アメリカでは入手できない。

でも、もちろん答えはイエス。お子さんがひどい下痢に苦しんでいるなら、たいていの臨床医はプロバイオティクスを勧めるだろう。[13]

Question

34

子どもが抗生物質を飲んだら、プロバイオティクスを与えるべきですか?

下痢は抗生物質による治療によく見られる副作用だ。とくに赤ちゃんの場合にはその傾向が強い。幸い、ラクトバチルス・ラムノサスGGが症状を軽くしてくれる。だが、注意すべき点がある。ほかのプロバイオティクスはまったく効かないのだ。臨床的に効果が認められているのはラクトバチルス・ラムノサスGGのみである。このプロバイオティクスはほぼどこのドラッグストアでも売っているし、処方箋がいらない。またこの成分は多くのプロバイオティクスにふくまれている。しかし、かならずラベルを見るようにしよう。「ラクトバチルス属菌含有」とあっても、ラクトバチルス・ラムノサスGGをふくむとは限らない。

また、下痢にはヨーグルトも良いことがわかっている。ペンシルベニア州立大学のジャヤラム・K・P・ヴァナマラ博士をはじめとするロブの研究仲間数人によると、ヨーグルトはインドでは古くから成人と小児のどちらでも下痢の薬に使われていて、予防効果もありそうだという。

また食事にプロバイオティクスの細菌を取り入れることで、抗生物質を飲んだあとにお子さんの腸内でイースト菌が異常繁殖するのを防げるかもしれない。だがプロバイオティクスのイースト菌（サッカロマイセス・ブラウディなど）は使用しないほうが良い。抗生物質の治療後に微生物のバランスを取り戻すのに必要な細菌をふくまないからだ。

ロブはヨーグルト（砂糖や人工甘味料をふくむ種類は慎重に避けている）をたくさん食べるし、娘にもいつも勧める。まれに抗生物質を飲まなくてはならないときにはとくにそうだ。ロブの娘はハチミツをかけて食べるのが好きだが、ハチミツはそれ自体に殺菌作用があり、抗生物質投与後に喉で繁殖するストレプトコッカス菌のような「悪い細菌」の異常繁殖を防いでくれる（訳注：厚生労働省は「ハチミツを与えるのは1歳を過ぎてから」と注意喚起している）。

Question

35

プロバイオティクスの入ったヨーグルトはオムツかぶれに効きますか？

イエス。私たちの研究仲間であるレイチェル・ジョーンズ博士がある面白い話をしてくれた。彼女の娘さんがひどいオムツかぶれになったとき、彼女はいろいろ試した。オムツをするのを一時中止して、娘さんの赤くて、ヒリヒリしていて、触ると熱い小さなお尻が空気に触れるようにした。ドラッグストアで買い求めた軟膏はどれも効かなかった。レイチェルの母親が、軽く泡立てた卵の白身とヨーグルトという昔からの治療法を教えてくれた。レイチェルはこれが効くという確信はなかったが、もう何でも試したい気分だった。卵の白身を娘さんのお尻に塗ると、白身が煮えたように見えた。滑らかな乾燥した膜ができて、まるで第二の皮膚のようだった。かぶれはすぐに治って、36時間以内に消えていた。息子さんが生まれると、レイチェルは卵の白身とヨーグルトでカンジダ症による湿疹を治療した。オムツを替えるときに、卵の白身とヨーグルトを交互に塗った。息子さんの湿疹はすぐに快方に向かったという。

ジャックにも同じような経験があった（これについては、すでに述べた）。何度か抗生物質を投与されたあと、息子のディランは下痢とひどいオムツかぶれに苦しみ、かぶれはカンジダ感染症に発展した。別のところで述べたように、プロバイオティクスのラクトバチルス・ラムノサスGGのようなラクトバチルス属菌は下痢の症状を大きく改善させて回復を早め、腸内のイースト菌感染症を抑制する。しかも、これですべてではない。プロバイオティクスのヨーグルトをオムツでかぶれたお尻の皮膚に塗れば、イースト菌感染症を軽減できる。
ディランの場合には、両親はステロイド剤を使ってイースト菌感染症を治そうとしたが、それでは治らなかった。今になって思えば、これは驚くまでもない。ステロイド剤は免疫を抑制するので、感染症より湿疹などの感染症ではない皮膚病に使うべきなのだ。ディランのかぶれはヨーグルトを塗って数日で消えた。右に述べたような症例は数が少ないので、それをすべてのオムツかぶれやすべての赤ちゃんに一般化できないのは明らかだ。ステロイドクリームの反応が遅かったのかもしれないし、ディランは自力で治ったかもしれないのだ。つまり、どんな新しい治療でもその効力を知るには、適切な対照群を用いた大規模な研究によって裏づけを取ることが必要だ。それではじめて、その治療が主張したとおりの効き目を持つかどうかがわかる。

Question

36

プレバイオティクスとは何ですか？何に効くのですか？

プレバイオティクスとは、お子さんの腸内で生きている細菌に影響する食品、食材、添加物のこと。人の大腸内の一種または数種の細菌の繁殖と活動を選択的に刺激して健康を増進する、非消化性の物質と定義される。

具体的には、人には消化できない食物繊維やオリゴ糖などだ。たとえばセルロースでできた細胞膜などで、これは消化されずに大腸まで届く。大腸で常在菌がこれを発酵してほかの化合物をつくり、その一部が短鎖脂肪酸のような有益な物質になる。一般的なプレバイオティクスには、ガラクトオリゴ糖、オリゴフルクトース、ラクツロースなどがある。[14]

プロバイオティクスの食べ物になるようなプレバイオティクスをお子さんに与えれば、プロバイオティクスの活動が強化されて腸内にうまく棲みつくかもしれない。

私たちはプレバイオティクスの有益性について研究をはじめたばかりだが、お子さんの腸内微生物に適切な食べ物を与えれば腸の代謝が改善するのは自明に思われる。すでに述べたように、赤ちゃんの体は母乳からヒトミルクオリゴ糖（HMO）をつくり、これが成長中のマイクロバイオームの食べ物になる。すると、赤ちゃんの体内にいる微生物が免疫、神経、ホルモンに反応する代謝産物をつくり、これらの代謝産物がその子の健康に重要な役割を果たす。微生物が必要とする栄養素を与えて代謝産物をつくってもらうことが、赤ちゃんの健康にとって悪いわけがない。

たいていのアメリカ料理と多くのヨーロッパ料理に情けないほど食物繊維が少ないこと

が、欧米社会で免疫あるいは行動関連の病気が爆発的に増えている理由だろう。ことによると、私たちは子どもたちのマイクロバイオームが欲しがっている食べ物を与えていないだけかもしれない！　だからマイクロバイオームが適切な化合物をつくれず、子どもたちの体や脳が悪影響を受けているのだ。

では、お子さんの食事に食物繊維を取り入れてはどうだろう？　それで、良いんじゃないだろうか？　食品会社は、食品添加物としてイヌリンのような製品を次々と開発している。イヌリンは多くの植物がつくる天然オリゴ糖で、たいていチコリから抽出される。これで食品会社は自社の製品に食物繊維が多くふくまれていて有益だと主張できる。問題は、イヌリンをはじめとするこの種の製品の多くが製造工程でプレバイオティクスとしての能力を一部失っているかもしれない点にある。企業が主張するような効果を製品が持っていないことを示す文献は山ほどある。いずれにしても、天然のプレバイオティクスをふくむホールフード（自然食品）の量を増やせば良い結果が得られるだろう。たとえば、全粒粉、豆類、葉物野菜、ラズベリーのような果物を食べれば良いのだ。

重要なのは、オリゴ糖だけがプレバイオティクスではないことだ。多くのほかの分子も赤ちゃんの腸内微生物に影響を与えて健康にしてくれる。たとえば、ターメリックにふくまれる有効成分のクルクミンは腸内微生物によって代謝され、炎症を抑える化合物がつくられる。(15)　がん治療薬のシクロホスファミドは、プレバイオティクスがあると体に免疫反応を起こさせてがんの成長を抑制する。オレゴングレープ、ツリーターメリック、ゴールデンシールなど多くの植物にふくまれるベルベリンという明るい黄色をした物質は、腸内微生物の代謝を変えて肥満や2型糖尿病になりにくくする。ただし、これまでのところ動物での実験結果ではある。(16)

将来、特定の細菌に合わせたプレバイオティクスを食事に取り入れ、腸内細菌の繁殖をうながせるようになるかもしれない。マイクロバイオームに肥料をやるような感覚だ。すでに実践していると主張する企業もあるが、これらの企業が示す証拠の大半は科学文献では認められない類いのものだ。やがて臨床試験を経たプロバイオティクスとプレバイオティクスを一緒に摂ることができるようになるだろう。こうした製品が革命的な影響を与えるにちがいない。

第8章

アレルギーや病気を防ぐ子どもの食事

Question

37

赤ちゃんの便が変な色をしています。マイクロバイオームの変化のせいですか？それとも食事のせい？

面白い質問だ。赤ちゃんのマイクロバイオーム組成が便の腸通過時間と関連していることはわかっている。便の性状（ブリストル便性状スケールによる測定）は、マイクロバイオームの変化と相関関係にあるからだ[1]。しかし、マイクロバイオームが便の腸通過時間や性状を変えているのか、あるいは逆に便の腸通過時間や性状がマイクロバイオームの変化を示しているのかは定かでない。

いずれにしても、便の色は腸通過時間と関係している。便に色がつくのは、赤ちゃんの体が腸内に分泌する黄色い胆汁酸による。細菌がこの胆汁酸を分解することで便の色が変わるのだ。食べ物が腸内を速く移動すると、胆汁酸はこれに追いつくほど速く分解されないので便は黄色っぽい。食べ物の移動がもっとゆっくりだと、細菌が胆汁酸を分解して食べ物を消化する十分な時間がある。便はまず緑っぽくなり、消化管内を正常に移動すると茶色になる。

ご自身が嘔吐したときのことを思い出していただきたい。何度も嘔吐したあとでは、黄色い部分がたくさん見えたことだろう。それは肝臓が分泌した一次胆汁酸と呼ばれるものだ。同じことは赤ちゃんの便にも当てはまる。黄色い便は胆汁酸が未消化であることを示す。母乳を飲んでいる赤ちゃんの便はとても黄色いが、粉ミルクを飲んでいる赤ちゃんの場合はなぜか茶色っぽく粘性が高い（このために母乳の場合より腸内の移動が緩慢であることがわかる）。赤ちゃんの便は離乳期になると劇的に変わる。

では、変な色とはどんな色だろう？ 心配になる色がある。白は感染症の徴候だ。赤や黒は血液が混じっていることを意味する。この色の便も一度なら問題ないかもしれない。しかし何度か続いた場合には、小児科医に診てもらおう。

先天性胆道閉鎖症はもっと深刻な病気で、肝臓と十二指腸をつなぐ胆道が正常に発達しなかった場合に起きる。アメリカでは、1年に400人ほどの新生児がこの病気を持って生まれる。この病気の赤ちゃんの便はとても淡い黄色か灰色をしている。このほど、ジョンズ・ホプキンズ大学の研究者らが、プープMD＋（PoopMD+）というスマートフォン・アプリを開発した。赤ちゃんの便の色が異常だと思ったら、このアプリを使ってオムツに入っているものの写真を撮る。(2) 専門家が写真を調べて初期的な診断を下す。胆道の手術は生後1か月内が推奨されている。

便の色は食べた物によっても変わる。ロブの娘は、ビーツを食べたあとに便が恐ろしいほどの真っ赤な色に染まった。同じ物を食べた家族全員が同じことを経験していなかったら、両親はもっと心配しただろう。一部の食用色素も便に色をつけることがある。だから大量のお菓子か人工色素入りの飲み物を口にした場合には驚くような色になることがある。

Question

38

子どもにサプリメントを与えるべきですか？子ども用のチュアブル・ビタミンは？

現代の子どもは、朝食と一緒にマルチビタミン（グミベアやフリントストーン・ビタミンなど）を摂る。足りない栄養を補うために、親がある種の保険としてこうしたサプリメントを子どもに与えるのだ（実際、大半の大人も同じ理由でサプリメントを食べる）。しかし健康な食事をしていれば、こうしたサプリメントは必要ない。

よく親たちは、砂糖のいっぱい入った、お菓子のようなビタミン類を子どもに食べさせるべきか、という懸念を口にする。正直なところ、精製糖や類似の甘味料はできる限り避けたほうが良いとはいえ、こういう製品にふくまれる量はとても少ないので影響があるとは思えない。

お子さんがバランスの取れた食事をしていないなら、もちろんビタミンやミネラルのサプリメントが足りない分を補ってくれるだろう。イギリス人を指す古いスラングを覚えているだろうか？　ライミー（Limey）だった。なぜかって？　イギリス人船乗りは、ビタミンC欠乏症を防ぐためにライム（Lime）を食べさせられたからだ。ビタミンCが欠乏すると、壊血病をはじめとする多くの病気にかかる。だからお子さんが偏った食事や栄養不足が原因と思われる病気の徴候を見せているなら、もちろん対策を講じなくてはならない。しかしまず手をつけるべきは食事の改善だろう。

同じくらい重要な問題は、過剰なビタミンやミネラルのサプリメントの摂取が有害かどうかだ。子どものマイクロバイオームはとくに不安に弱く、栄養不足はマイクロバイオームや全身の長期的な健康に影響を与えることが知られる。[3] だが現時点では、サプリメントの過剰摂取が子どもの胃腸に与える影響はわかっていない。この一般的な原則にも例外がある。たとえば、ビタミンAのような脂溶性ビタミンは高濃度になると毒性を持つ。極地探検家がイヌの肝臓を食べてビタミンA中毒で死んだことがあった（イヌの肝臓にはビタミンAが高濃度でふくまれている）。ビタミンDも脂肪に蓄えられるので、中毒を起こしやすい。同様に、亜鉛やセレンのような微量栄養素であるミネラルの多くは高用量では毒性を持つ。したがってサプリメントが体に良いからと言って、たくさん摂れば良いというものでもない。摂取しているサプリメントの種類と量については、主治医に相談すべきだ。大人と比較すると、赤ちゃんは小さい。大人でも毒になる物質を赤ちゃんに与えるのは賢明ではない。

とはいえ、栄養不足の子どもにビタミンやミネラルのサプリメントが良いのは当然だ。偏った食事や貧相な食事では、十分な栄養が摂れずに免疫系が弱り、さまざまな感染症にかかりやすくなる。長じて、糖尿病や心血管疾患など炎症をともなう代謝性疾患に比較的若年でかかる。栄養不足は微生物群集の構成にも悪影響をおよぼす。栄養状態の良い子どもと比べて、栄養不足の子どものマイクロバイオームは発達が遅れる。(4) ビタミンや必須アミノ酸の産生が少なく、のちにこれらの栄養素を食事で補う必要が出てくる。

Question

39 生後1年未満の赤ちゃんにはどんな**離乳食**が最適ですか？

ジャックの母親はレバーをペースト状にしたものを与え、どうやらジャックはこれが大好きだった。ただ、今これがとても好きということはないという。ロブの母親は葉物野菜を信じ切っていて、ときには豆も食べさせた。豆は今でもロブの好きな野菜の1つで、今は葉物野菜も好きだが、庭からとってきたばかりでもフダンソウ（別名スイスチャード）だけは嫌いだ。ロブの娘は1歳くらいのときはオリーブを好んだが、今では大嫌いで食べ物からかならずよける。

一般の育児書には、生後6か月ごろの離乳期に何を食べさせるかにかんする助言が山と書いてある。私たちも、つぶしたチキン、野菜、穀物などいろいろな食べ物を試した。ジャックと夫人はときには市販のベビーフードにも頼ったが、たいてい新鮮な果物や野菜を使って自分たちで柔らかい食べ物を調理した。これは個人の好みの問題だが、市販のベビーフードの一部に使われている保存料や香料の影響について多くはわかっていない。

お子さんの腸内マイクロバイオームを健康に保つため、多様な野菜をたくさん食べさせることをお勧めしたい。ビーツ、人参、トウモロコシ、ブロッコリー、豆類は食物繊維、つまり非消化性の多糖類をふくむ。これらの成分が細菌による発酵をうながし、免疫反応を調整する化学物質をつくる。新鮮な果物も母乳にふくまれていない栄養素を豊富にふくむ。リンゴ、ナシ、バナナは赤ちゃんのマイクロバイオームの構成を調整し、腸内に新たな細菌を招き入れるかもしれない。

生後初期に免疫系を刺激する食べ物を与えれば、食物アレルギーを予防することもできる。たとえばイスラエルでは、ピーナッツを食べるのを禁じられていた子どもと比べて、ピーナッツ入りの軽食を食べた子どもたちはピーナッツのアレルギーを起こす割合が少なかった（恐ろしいピーナッツアレルギーをはじめとするアレルギーについては、このあと詳述する）。

離乳期（じつは、この時期はとても楽しい）に何を食べさせるかについては、ご自身の嗜好、常識、ご家庭の伝統を大切にしてほしい。精製糖は避けることをお勧めするが、少しのチョコレートやアイスクリームなら害はないだろう。ヨーグルトは良いものの、フレーバーヨーグルトよりプレーンヨーグルトを選ぼう。甘い食べ物に赤ちゃんの舌を慣れさせないほうが良い。

要するに、食べ物の好みはそれぞれの家庭や文化から学んでいくものだ。1歳児でも食べ物の好みに与える社会集団の影響を理解する。だから、赤ちゃんはあなたが食べるものを見ているし、だれが何をだれと食べるかを観察していることを知っておこう。

Question

40

マイクロバイオームは赤ちゃんの食物アレルギーとどうかかわっているのですか？

欧米社会では食物アレルギーが増加の一途をたどっている。読者の多くはこの問題を持つ友だちがいた記憶がないだろうが、それも昨今では変わってしまった。こんにちの学校では、次のような注意書きがいたるところにある。「ナッツ禁止区域！　ぼくには食物アレルギーがあります。ぼくにものを食べさせないでください」。ここ10年で、食物アレルギーは20％増え、18歳未満の小児の13人に1人がこのアレルギーにかかっている。つまり、1クラスに2人ほどいる計算になる。

なぜ食物過敏症や食物アレルギーが増えているのだろうか？　まず、定義から見ていこう。食物アレルギーとは、赤ちゃんが特定の食べ物を食べたあとに、免疫系がその食べ物にふくまれていた特定の物質（ふつうはタンパク質）に強く反応することで起きる。体がこのタンパク質を異物あるいは危険物と誤認し、炎症を起こすとともに抗体を放出してこの異物を破壊または抹殺しようとする。その結果、発疹、じんましんの丘疹、吐き気、胃痛、下痢、息切れ、胸の痛み、舌のむくみ、最悪の場合には気道閉塞が起きる。一般的な食物アレルゲンは、ピーナッツ、牛乳、ナッツ類、甲殻類、大豆、小麦、卵などだ。

食物過敏症は食物アレルギーより軽度の病気で、特定の食物アレルゲンを食べてから最長で3日以内に症状が出る。赤ちゃんは苛立ったり吐き気を催したりし、ガス、腹痛、下痢、胸焼けの徴候がある。じんましんの丘疹、むくみ、痒みにも悩まされるかもしれない。

食物過敏症を治療するためのいちばん手っ取り早い方法は、アレルギーまたは過敏症の原因となる食べ物を食べさせないことだ。たとえば、お子さんが牛乳を苦手としていて乳糖に対する耐性がないなら、牛乳を飲ませたり乳製品を食べさせたりしない。もちろん、子どもが相手なので、これですむわけはない。さまざまな材料を使った食べ物には多くのアレルゲンがふくまれ、外食は悪夢にしかならない。

それでも、お子さんが耐性を持たない食べ物をたとえ少量ずつでも与えつづければ、過敏症が治る可能性はある。子どもは徐々にたくさんのアレルゲンに対する耐性を獲得していく。牛乳アレルギーの子のじつに87%が生後3年以内に牛乳に慣れる（アレルギーを起こさなくなる）。アレルギーの専門家の中には、これを「自然な脱感作」と呼ぶ人がいるが、それはそんなものではない。子どもが成長するにつれて、マイクロバイオームが脱感作を起こすように変化するのである。問題は、このプロセスをうながすために何ができるかにある。子どものアレルギーをより早く治すことはできるだろうか？　あるいは、何もしなければ治りそうにない子のアレルギーに打つ手はあるだろうか？

食物アレルギーと食物過敏症に腸内微生物が果たす役割が、今まさに注目を浴びようとしている。私たちの体は多様な微生物の中で進化し、互いに連絡して協力する方法を見つけ出した。たとえば、これらの微生物の一部は、私たちが食べたものにふくまれる食物繊維を発酵する仕事に取り組んだ。その結果、腸内の炎症を抑制するための分子や代謝産物をつくった。これはまさに理想の共生だ。私たちは微生物に棲む場所と食物繊維を与え、微生物は私たちに強力な免疫系を与えてくれる。

ところが、現代社会がこの見事な共生関係に冷水を浴びせた。子どもにあまりに頻繁に抗生物質を飲ませ、その子の環境をあまりに清潔に保つと、子どもの免疫系を強化している微生物が死んでしまうのだ。適切な微生物とこれらの微生物がつくる代謝産物がなければ、子どもの免疫系は炎症を抑えられず、アレルギーや過敏症が起きてしまう。

お子さんの体が炎症を抑制できるようにするには、多様な細菌の世界に放り込んであげれば良い。そうすればその子の免疫系は自分と自分でないものを区別し、炎症を抑える微生物を維持することを学ぶだろう。

ここで、ふたたび食物に戻ろう。ピーナッツなどの食べ物は炎症を起こすアレルゲンをふくむ。遺伝学的に食物過敏症を起こしやすい子もいるが、食物アレルギーの子はたいがい腸内微生物のバランスが取れていない。言い換えれば、いるべきでない微生物がいるか、いるべき微生物の数が足りないか、のどちらかなのだ。さらに脂肪と精製糖を多くふくむ食事をしていると、炎症を抑制してくれる微生物の数が減る。適量の食物繊維を食べないと、お子さんの免疫系は食物繊維を食べて炎症を抑える細菌によってうまく調整してもらうことができない。むしろ、それらの抗炎症性の細菌は食物アレルゲンに対して誤った全面的な攻撃を仕かける。食物繊維を多くふくむ食材には、果物（とりわけバナナ）、サラダ、人参などの野菜がある。

赤ちゃんの腸自体が問題を大きくするかもしれない。お子さんによっては、食べ物の消化活動が遅れるか停滞することがある。マイクロバイオームがすでに乱調を起こしていれば、お子さんが食べたものは正常に分解されない。この遅滞によって食物成分が蓄積し、過敏症やアレルギー反応をもたらす。とくにタンパク質が完全に消化されない場合には、タンパク質は塊のままなので免疫反応の原因となる。ただし、ほかの食物も未消化のまま大腸に達すると問題を起こす。

調理法によっても結果は異なる。液体状で可溶性のタンパク質ではアレルゲンに対する耐性ができやすい。煎ったピーナッツのように固形の小片は感作（アレルギー体質になる）につながりやすく、じんましんの丘疹、痒み、重度の炎症によるひどい腫れなどの免疫反応を起こしやすい。この場合も、固形の小片は胃腸では完全に分解されない。

タイミングも重要だ。ある研究で、生後４～11か月の赤ちゃんを、５歳までピーナッツを食べないグループと食べるグループに分けた[5]。皮膚プリックテストでピーナッツに対する感受性が確認された赤ちゃんもいたが、これらの赤ちゃんもまだアレルギーではなかった。研究が終わるころ、ピーナッツに対する感受性が確認された子どもたちもふくめ、ピーナッツを食べた子どもたちのほうがピーナッツアレルギーにかかる割合が低かった。

イスラエルの研究では、非常に幼いころからバンバというお菓子を食べた子どもたちではアレルギー罹患率がとても低かった。アメリカ小児科学会は、最近になって推奨を「アレルギーを起こしやすい食べ物を避ける」から「早期から食べさせる」に変えた。とくに、タンパク質は食べた場合より皮膚に接触した場合のほうがアレルギーを起こしやすいので、ピーナッツを体中に塗りたくるより、早期に食べさせることが重要だ。

では、どうすればアレルギーや過敏症を食い止められるのかとあなたは考えているだろう。どうすれば赤ちゃんを守れるだろうか？　たいていのアレルギー専門医が奨励する主流の方法は、アレルゲン（牛乳やピーナッツのタンパク質）を少しずつ増やしながら皮下注射することだった。子どもをアレルギー専門医のところに定期的に連れていって注射してもらうのだ。しかしこの方法の成功率はとても低い。アレルギー専門医でシカゴ大学病院の小児科助教授のクリスティーナ・E・シアッチオ医師は、こう警告する。「（赤ちゃんに）注射する脱感作法はリスクが有益性を上回るので、現在では臨床的には行われていません」。1990年代に臨床試験で死亡例があったことで、この方法は完全に行われなくなったという。

ここ10~15年、別の方法――経口脱感作――が流行しはじめた。こちらは、50~75%の成功率があるという。この方法では食べ物を子どもの口内の粘膜に触れさせて免疫反応を刺激する。食べ物を頬の内側や舌の上に置くが、子どもは飲み込まないように指導される。口と食べ物の接触時間を長くするためだ。この方法は簡単だとはいえ、医師の指導の下にのみ行うべきだ。特定の食べ物に重いアレルギーを持つ子は、アナフィラキシー・ショックを起こすかもしれないので注意しよう。

多くの研究者が食物アレルギーをプロバイオティクスで治療しようと試みてきたが、得られた結果はいろいろだ。臨床サンプル、実験デザイン、データ解析に多くのちがいがあることを考えれば、このことは驚くには当たらない。とはいえ、プロバイオティクス(ラクトバチルス・アシドフィルスやビフィドバクテリウム属の細菌)を出産前後に摂取する女性から生まれる子は、アレルゲンに反応してつくられる抗体の量が少ない。(6)

私たちは食物過敏症やアレルギーの治療について理解しはじめたところだが、将来的には経口脱感作(早期にアレルゲンを食べさせる)とプロバイオティクス(ラクトバチルス・ラムノサスGG)投与を組み合わせた治療が行われそうだ。いったんアレルギーになってしまってからそれを完全に治せるかどうかについては理解が進んでいない。これまでのところ、これを探るための信頼できる試験は行われていない。しかし、これもまた研究中の分野ではある。私たちは学校の教室に貼られた注意書きをぜんぶ取っ払い、食物アレルギーや過敏症を過去のものにしたいと考えている。

Question

41 赤ちゃんを菜食主義者にしても良いでしょうか？ヴィーガンはどうでしょう？

マイクロバイオームの観点から見ると、おそらくOKだろう。菜食主義者（肉食しない人）とヴィーガン（動物性の食品をすべて食べない人）のマイクロバイオームは、肉食と雑食の人のそれとかなり異なる。これまでの研究で、私たちは健康な腸に必要だが、肉にしかふくまれない栄養素を発見してはいない（ヴィーガンの食事でよく問題になるビタミンB12は、酵母エキスなどほかの食物から摂取できる）。わかっているのは、腸内微生物によって得られる健康増進効果の大半が、非消化性食物繊維——菜食主義者とヴィーガンの食事のおもな成分——の代謝にかかわるということだ。事実、炎症を起こす細菌の減少がヴィーガンと菜食主義者が得られるおもな健康増進効果のようだ。

生後初期に動物性タンパク質をまったく食べないと、その子の成長と発達にどのような影響があるのかについては活発な研究がなされている。このような食事を与えるなら、栄養不足による病気を避けるためにお子さんの健康状態に十分注意してほしい。

菜食主義の食事は健康そうに聞こえるが、ジャックとロブは肉を食べる。肉はおいしいというのがおもな理由だ。同じ理由でお子さんにも肉を食べさせている。マイクロバイオームの観点から見て、悪いと考える理由はない。

つまり菜食主義の食事は健康的かもしれないが、肉、魚を食べたらマイクロバイオームに問題が起きることは確認されていない。

Question

42

パレオダイエットは赤ちゃんにとってどうですか？マイクロバイオームに良いのでしょうか？

パレオダイエット（原始人食）は、あらゆる加工食品を避けようとする。つまり、私たちの大半がふつう子どもたちに食べさせているものの大半――シリアル、マカロニ、チーズ、ピーナッツバター、ゼリーなど――をほぼ例外なく食べさせない。ロブもジャックも子どもたちにパレオダイエットをさせない。たいそう手間がかかるし、それに見合うだけの利点もなさそうだからだ。

ロブは、非常に伝統的な暮らしをしている人びとのマイクロバイオームも研究している。たとえば、アマゾンのヤノマミやマツェ、タンザニアのハッザの人びとなどだ。(7) これらの石器時代に近い暮らしをする人びとが食べるものは驚くほど多様だ。彼らはスーパーマーケットで買えるものとはまるで異なるものを食べている。私たちは数千年におよぶ栽培や飼育によって動植物を大きく変えてきたので、現在食卓に上る動植物は野生種とは似ても似つかぬものになっている。大きさや匂いが変わり（良い場合が多い）、化学組成も変わった（良いか悪いかはあまり明確ではない）。私たちが口にする肉すら昔のものとは化学組成がまるでちがう。たとえば、こんにちの肉は野生の肉よりはるかに多くのオメガ6系脂肪酸をふくみ、オメガ3系脂肪酸が少ない。仕留めたばかりの動物の胃の内容物とまでは言わないまでも、あなたが最後に腎臓や膵臓など動物の内臓を食べたのはいつだっただろうか？しかも、パレオダイエットは季節によって大きく変化する。ハッザの人びとの主食は1年のある時期にはハチミツと生きた蜂の子だ（ロブは、2014年にハッザの人びとを研究するためにタンザニアに滞在したときに食べた）。とはいえ、果物や野菜が豊富で、自然のものを食べている動物の肉もよく食べる彼らの食事には、多くの利点がある（仮に食材を入手できるのだとすればだが)。しかし、これらの狩猟採集民が食べているものを私たちに入手できるとは思えない。

それでも、パレオダイエットをした場合、または近所の食料品店でそれに近い食材を買いそろえた場合は、マイクロバイオームの観点から見れば健康上の心配はない。それどころか、菜食主義者やヴィーガンの食事と同じく、新鮮な野菜の豊富な食物繊維、そして肉、魚、卵にふくまれる動物性タンパク質——チーズはだめだ——が摂れる。チーズでも、まだ母親の乳を飲んでいる幼い動物の胃の内容物に似たファーマーズチーズは例外で体に良い。狩猟採集民はこれをごちそうと考えている。オリーブオイル、果物、ナッツも良い。

私たちの子どもがこうした食品を食べないというわけではない。もちろん食べている。しかし、グミベアのようなあまり健康的でないものも食べている。

Question

43 どうしたらマイクロバイオームの観点から見て体に良いものを子どもに食べてもらえますか?

よくこの質問を受けるが、残念なことにこの質問に答えるのは難しい。食物繊維——とくに非消化性炭水化物——は成人のマイクロバイオームに大きな影響を与えるので、基本的に野菜や葉物野菜をたくさん食べるべきだ。離乳後の赤ちゃんにも同じことが当てはまる。だが、どうすれば赤ちゃんに健康的な食品を食べてもらえるだろうか？　好みが激しくて頑固なお子さんが、いつもの食べ物しか受けつけないとしたら？　緑色のものはイヤ。ドロドロしたものは嫌い。固いものも好きじゃない。レーズンクッキーのように中に別の食材が入っている食べ物も、お皿の上で混ざり合っている食べ物も嫌だ。オエッ！

ジャックの友人や研究仲間に良い対処法を知っている人びとがいる。たとえば、食物繊維の入った食品を早いうちに食べさせる。そうすれば味蕾がその食品に慣れる。ジャックの息子は2人ともブロッコリーやサヤインゲンが好物で、1人は豆類も大好きだ。機嫌が良いと2人ともレタスを食べてくれる。とはいえ、そのほかの食べ物はなだめすかして食べさせる。ジャックは仕事上家を離れることが多く、子どもたちをよく一緒に連れていく。外国にいるときには、子どもたちは手に入るものなら何でも食べなくてはならない。中国では、2人は素朴な麺類や米料理を食べなくてはならなかった。ハニの女性が2人の前でつぶしたニワトリを食べたこともある。2人が見ている前で、その女性はその辺を歩いていたニワトリを捕まえ、首をひねり、羽をむしり取り、内臓を取り出して、調理した。2人は嫌々ながら食べた。

もしお子さんがジャンクフードを好むようなら、原因の一端はテレビCMにある。最近のある研究で、8～14歳の23人の子どもが、60種の食品についておいしそうか、健康的に見えるかについて答えた。食品の半分は健康的なもので、残りの半分はそうではなかった。次に、子どもたちがジャンクフードのCMと食品以外のCMを見ているあいだ、研究者たちは子どもたちの脳を機能的磁気共鳴画像法（ｆＭＲＩ）で観察した。ジャンクフードのCMを見たあとに子どもたちの味の好みが変わり、意思決定を司る脳領域が活性化した。ジャンクフードのイメージが彼らの脳をハイジャックしたのだ。さきごろアメリカ心臓協会（ＡＨＡ）がアメリカの91％の小児が健康的な食事をしていないと発表したが、その理由はここにあるのかもしれない。

ジャックの息子ヘイデンは、マカロニ＆チーズばかり食べているように見えることがある。これはひどい食事だ。脂肪と糖質が多い。マカロニにふくまれるデンプンは唾液中のアミラーゼによって糖質に変わる。ではなぜジャックはヘイデンにそれを食べさせるのだろう？　じつは、ヘイデンはマカロニ＆チーズばかり食べているわけではない。両親はバランスの取れた食事をさせている。ヘイデンは生の人参が好きだし、サラダをよく食べ、魚もたっぷり食べる。問題は、マカロニ＆チーズなどの食品がレストランメニューにかならずあることだ。だから、ヘイデンにとってそれは食べたいという欲求より自動的な反応なのだ。ハンバーガーやホットドッグ、マカロニ＆チーズ、グリルしたチーズサンドイッチ以外のお子様メニューがあるレストランがもっとあれば良い。しかし、そんなレストランをアメリカで見ることは少ない。

広く世界を眺めてみれば、子どもたちは驚くほど多彩なものを食べている。ニシン、キムチ、シロアリの油炒め、仕留めたばかりのガゼルの腸の内容物（ある程度消化が進んでいる）など何でもありだ。子どもは新しい食べ物を8～15回くらい食卓に上らせないと食べないことが多い。それにしても、子どもにはじめての食べ物を食べさせるのは昔から難しいと言われていて、私たちに妙案はない。いつか子どものマイクロバイオームを変えて、新しい食べ物を食べたいと思うようにできるかもしれないが、今のところそれは不可能だ。

Question

44

甘い食べ物は子どものマイクロバイオームにどんな影響を与えるのですか？

糖の評判はすこぶる悪い。でも、とてもおいしい。

私たちの体は糖を欲しがるようにできている。甘いものが少なかった遠い昔には、このことは道理にかなっていた。狩猟採集によって暮らしていた初期人類は、エネルギー源になるハチミツや果物といった甘い食べ物を探した。進化的には、そういう食べ物をとくに欲しがった人びとはエネルギーを得て子孫をたくさん残したかもしれない。こう考えると、甘いものが好きな人がより多くの子をもうけた結果、人類は甘いものを欲しがる形質を獲得したことになる。私たちは彼らの遺産とともに生きているのだ。甘いもの好きは人類の精神に深く染み込んでいて、子ども時代にはその傾向がとくに強い。ジャックは、息子たちが一度に食べるお菓子の量にいつも驚いている。

だが高脂肪・高糖質食では健康な腸内マイクロバイオームは育たない。チョコバーではなく食物繊維が必要なのだ。果物ジュースもやはり糖質が多い。スクロース（ショ糖）など2糖類は恐ろしいほど有害だ（体内で容易に単糖類に分解・吸収される）。たとえば、ショ糖の多い餌を与えられたマウスは認知に柔軟性がない。2つの概念をすばやく切り替える──マルチタスキング──能力に劣る。この結果には腸内にいるクロストリジウム属菌が関係していて、高脂肪・高糖質食を食べるとかなり繁殖する。重要なのは、腸内で炎症が起きたときに、この細菌が繁殖することだ。

糖質の多い食事は子どもの思考力を弱める可能性がある。とはいえ右記のマウス実験を除けば、甘いものを好んで食べる子どもは注意力を維持できる時間が短いという相関関係を示す証拠があるのみだ。

新生児は最初からショ糖を消化吸収できる。母乳にさまざまな種類の糖質がたくさんふくまれていることを考えれば、このことは不思議ではない。新生児の便は、デンプンやショ糖の代謝にかかわる遺伝子を持つ細菌をふくむことが多い。

太ったヒトや家畜は、糖類を分解する細菌を腸内に多く持つことが多い。おそらく、太ったヒトや家畜の腸内微生物は食事にふくまれる糖類を処理する頻度が高いからだろう。豊富なエネルギー源を使って繁殖する細菌は、おそらく腸内にある糖類に反応しているだけと思われる。それでも、これらの細菌が体重変化にかかわっているという証拠を私たちは手にしている。[8] つまり、これらの細菌は食事に糖質が多いために増殖し、その結果として体はエネルギーを蓄える方法を変える。

糖質は口腔マイクロバイオームにも影響を与える。歯の表面のpHを下げる細菌が増えるのだ。[9] すると口の中が酸性に傾き、歯のエナメル質が溶ける。

では、子どもは糖質を食べるべきだろうか？ もちろん。だけど、何事にも限度というものがある。糖質を食べすぎると、肥満、炎症、虫歯につながる。

Question

45

マイクロバイオームを変えることによってその子の体重を管理できるでしょうか？

おそらく。だが、どうすればそれが可能かについて具体的なことはまだよくわかっていない。

子どものマイクロバイオームは、体が食べ物からエネルギーを得る度合いを変え、結果的に体重増加に影響することが現在では明らかになっている。マイクロバイオームは体内とくに肝臓の概日リズムを変えるため、体がエネルギーを蓄える方法が変わる。脂肪と糖の多い食事をしていると、腸内微生物の多様性が減って昼夜の正常なパターンが失われる。細菌が腸内に軽度の炎症を起こし、肝臓内ではたらく体内時計の遺伝子の機能を妨害する化学物質を血液内に放出する。これによって、肝臓は脳と完璧にずれた時間を知覚するようになる。この分断によって体の正常なバランス、すなわち恒常性が崩れ、その結果の1つが脂肪の蓄積なのだ。

高脂肪・高糖質食を食べつづけていると、子どものマイクロバイオーム自体がそういう食べ物を欲しがるように変わり、食べ物全般をもっと欲しがるようになる。私たちはこの変化が起きるメカニズムをまだ十分に理解しているわけではないが、免疫系、マイクロバイオーム、脳のあいだの相互作用と、腸内細菌がつくる神経伝達物質のバランスとが正常な空腹レベルを攪乱し、満腹感が減って食欲が増すようだ。脂肪と糖の多い食べ物はカロリーが高いので、子どもたちはこうした微生物の変化が起きなかった場合より体重増加が進む。無気力な、うつ状態に陥る可能性すらある。したがって、子どもたちを肥満から救う第1の方法は健康的な食事を与えることだ（健康的な食事が与える効果は、健康的なマイクロバイオームの形成によって得られるだろう）。

だがお子さんがすでに太っていたら？　あるいは、体重増加が起こらず、食欲不振に陥ったら？　その場合には、お子さんのマイクロバイオームを糞便移植、プロバイオティクス治療、食事と生活パターンの厳格な管理によって変えることが可能かもしれない。

興味深い一症例の報告によると、ある痩せた女性は肥満体の母親から糞便移植されると体重が増えたという。この報告だけでは十分な証拠ではないが（多くの変動要因がある一例に過ぎないからだ）、慢性的な体重減少と食欲不振に悩む人は糞便移植によって光明を見出せるかもしれないことを示している。いずれにしても、事実の解明を目指して実験を重ねる必要がある（この件については、オランダのマックス・ニュードープ博士とウィレム・デ・ボスの研究を参照されたい）。アメリカ食品医薬品局（FDA）とアメリカ消化器病学会（AGA）はいずれも糞便移植にかんしてきわめて厳格な規則を設けていて、これを書いている時点で認可が下りるのは、非常に慎重な管理の下に行われる臨床試験をのぞけば、クロストリジウム・ディフィシル感染症の治療のみである。

プロバイオティクスによる治療によって体重増加を減少に転じようという試みが、少なくともモデル動物において最近注目を集めている。高脂肪食を与えられていたマウスは、3種のプロバイオティクスの混合物の投与後に体重が減少に転じた。インスリンの分泌機能も改善した。同様の治療が肥満児や肥満成人に効くかどうかはわからないが、研究が進められている。

体重を管理するもっとも非侵襲的な方法はもちろん食事だ。しかし丸々と太った動物が食事療法によって体重が減っても、その動物のマイクロバイオームはまだ以前の体質量のままだ。したがって療法を中止して高脂肪・高糖質食に戻ると、以前よりさらに体重が増える可能性がある。実際、食事療法は9か月続けなければ意味はない。この期間が終わってはじめて、マイクロバイオームが肥満体の特徴を失って体重がリバウンドしにくくなる。(10)同じ遺伝子を持つが腸内微生物がちがう2匹のマウスは、同じ食べ物でもそれに対する反応が大きく異なることがわかっている。同じことがヒトにも当てはまるかもしれない。

ここで学ぶべきは、健康的な食事に変わったあとも、体重増加に関与する微生物が死滅するには少し時間がかかるということだ。これらの微生物の数がある一定のレベル(まだ、詳細はわかっていない）以下になると、お子さんがときおり脂肪の多い食べ物や砂糖の入った飲み物を口にしても問題になりにくくなる。

さきごろ私たちの研究仲間の1人が、プラダー・ウィリー症候群と呼ばれる稀な遺伝性疾患を持つ小児の体重増加と減少について研究した[11]。この疾患にかかった小児は体に害がおよぶまで食べるのを止められない。これまでこの疾患は純粋に遺伝的なものと考えられていたが、今回の研究で微生物が関与している証拠が見つかった。研究では、プラダー・ウィリー症候群の子ども17人を入院させ、非消化性の炭水化物——基本的に高繊維食——のみを食べさせた。子どもたちは体重が減り、マイクロバイオームが劇的に変化した。たとえば、酢酸塩を多くつくるようになった。酢酸塩はほかの細菌が化合物をつくるのに使う分子で、この化合物が免疫系を鎮めて炎症を抑えてくれる。興味深いことに研究では、子どもたちは食欲を抑える能力も見せるようになった。ただし、この知見はさらなる確認が必要とされている。

子どもの体重を減らす最善の方法は、少なくとも今のところ、食事の内容と量を改善することだ。プラダー・ウィリー症候群の子どもたちとちがって、たいていの子どもはこのために入院する必要はないものの、親が厳しく管理しなければならない。

Question

46

遺伝子組換え食品、殺虫剤、残留除草剤、人工甘味料、内分泌攪乱物質は、子どものマイクロバイオームに影響しますか？

私たちの知る限り、遺伝子組換え食品（一定の特徴を持つようにデザインまたは操作された動植物）が、お子さんのマイクロバイオームに何らかの影響を与えるという証拠はない。しかし遺伝子組換え食品とちがって、殺虫剤と除草剤は有害な化学物質である。濃度が高ければ、腸内微生物に悪影響をおよぼすかもしれない。さらに、作物には一部の除草剤に耐性を持つように遺伝子を操作されたものもあり、これらの作物にはほかの作物より高濃度の除草剤が使われていることが多い。

スタンフォード大学で行われた最近の研究では、通常の栽培法で育てられた作物では38％に残留殺虫剤が検出されたが、有機栽培の作物では7％だった。[12] 別の研究では、有機栽培の作物を食べた小児は尿中の残留殺虫剤が少なかった。[13] しかし現在のところ、殺虫剤がヒトのマイクロバイオームに与える影響を調べた研究はない。砒素（有機殺虫剤として使用される）の影響に注目した研究例があるのは承知しているが、その結果はピアレビューも発表もされていない。

一方で、広く使用されている除草剤「ラウンドアップ」の有効成分グリホサートは、動物のマイクロバイオームの変化との相関が指摘されてきた。[14] この成分は炭素と燐が結合した複雑な分子で、これを分解できるのは、海からヒトの腸内まで多様な環境にいる特定の細菌が持つ酵素のみだ。これらの細菌はグリホサートの炭素・燐結合を切断して炭素分子と燐分子を放出し、これらの分子を食べる。細菌がどんどん異常増殖すると、腸内で免疫系が変化して炎症、場合によってはセリアック病を発症しかねない。だが、ここまでの記述は仮説であり、モデル動物で実証する必要がある。

人工甘味料は興味深い。ジャックは、かつて1日に8～10缶のダイエット炭酸飲料を飲んでいた。ダイエット炭酸飲料がマイクロバイオームとホルモンレベルにとって良くないかもしれないという研究[15]について知ると、ふつうの炭酸飲料を飲むようになった。マウスが脂肪の多い食べ物と人工甘味料を与えられると、体重増加とグルコース不耐症にかかわる腸内細菌が繁殖した。興味深いことに、これらの問題が化学構造がかなり異なる数種の人工甘味料で起きたことから、甘さそのものが元凶かもしれなかった。この研究から、人工甘味料を日常的に使っていると、インスリンの分泌を調整するホルモンのレベルに変化が起きるという可能性が見えてきた。同じ研究では、ヒトの腸内マイクロバイオームにも同様の変化が起きて、これが糖尿病につながるかもしれないことが実証されている。

つまり、脂肪を多くふくむ食べ物をたらふく食べても、ダイエット炭酸飲料を飲めば帳尻が合うという考えは捨てたほうが良さそうだ。もし炭酸飲料が飲みたいなら、砂糖が入ったものを飲もう。しかし、覚えておいてほしい。たくさん飲むのは厳禁だ。いずれにしても体に良いものではない。もちろん、最良の選択肢は炭酸飲料をあきらめることだ。

最後に、大勢の親がビスフェノールA（BPA）という化学物質について心配する。この物質は哺乳瓶などの固いプラスチックやたいていの缶詰の内張りに使われている。食品包装業者、歯科医、眼鏡製造業者、そのほかスポーツ用品やおもちゃ、家電製品の製造業者などに広く使用されている。環境内にも人体内にもあまねく存在する。内分泌攪乱物質でもある。[16]天然ホルモンの産生、分泌、輸送、作用、機能、除去を阻害する分子群である。ビスフェノールAはエストロゲンに似た作用があり、魚類やカエルの一部の性別を逆転させてしまう。子どもたちは大量のこの物質にさらされている。

微生物が救いになるだろうか？　私たちはそう思う。ある研究で、ヨーグルトに広く使われる2種の細菌株（ビフィドバクテリウム・ブレーベとラクトバチルス・カゼイ）をラットに食べさせたところ、尿と血液中のビスフェノールAレベルが低く、便では高かった。[17]これらの細菌は、ビスフェノールAを食べて菌体内に溜め、便としてラットの体外に排出しているようだ。

キムチやコンブチャなど一般的なプロバイオティクスにふくまれる細菌はビスフェノー

ルAの害を取り除き、体外に排出してくれるという証拠が集まりつつある。したがって、選択的にビスフェノールAを取り込んで体外に便として排出する細菌を使って、小児のビスフェノールA中毒を治療することが可能かもしれない。これはバイオレメディエーション（生物学的環境修復）に類似する手法と考えて良いようだ。この生物学的な手法では、成長が速く砒素のような有害な化学物質を取り込む植物を収穫して焼却することで、化学物質を安全に除去する。腸内における生物学的な環境修復のすばらしいところは、有害な化学物質の除去が自然に起きることだ。あなたはトイレの水を流すだけで良い。

第9章

子どもの腸内微生物は大人とはまるで別物

Question

47 赤ちゃんの腸はどういうものですか？

驚くことに、腸内微生物の種について言えば、お子さんはあなたやほかの大人とは完全に異なる。すでに腸内にいる細菌の大半は生涯を通じてそこにとどまるが、各種の割合が大きく変動する。[1] ヒトの腸が、熱帯雨林や大草原のような生態系であることを思い出していただきたい。お子さんが成長して食べるものの種類、住む場所、一緒に暮らす人が変わると、この生態系も変わる。生態系が変わると、繁殖する種もまた変わるのだ。

すでに指摘したように、出産法によって赤ちゃんが獲得する細菌種がかなり異なる。経膣分娩で生まれた赤ちゃんは、母親の膣由来の微生物を腸内に持つ。帝王切開で生まれた赤ちゃんの腸内では、母親の皮膚や口腔由来の微生物種が優勢になる。[2]

赤ちゃんの腸内微生物は食べ物の種類によって変わる。[3] 4か月の赤ちゃんの大半で腸内を支配している細菌は、乳酸塩をエネルギー源にし、酸素がある環境を嫌う。つまり、これらの赤ちゃんの腸は嫌気性になり、細菌はいちばんよく腸に入ってくる乳を食べる。

12か月になるころ、お子さんの食事は大人に近づいていて、腸内では食物繊維を食べる細菌が優勢になる。これらの細菌は化学物質を産生し、これをお子さんの免疫系が使って炎症を抑制する。

お子さんの免疫系が外界のあらゆるアレルゲンや抗原に適切に対応できるようにするには、生後12か月までがきわめて重要になる。つまり、これらの刺激に対して免疫反応を起こさせるような化学物質をつくる細菌を体内に持っていることがとても大切なのだ。興味深いことに、帝王切開で生まれた赤ちゃんは、12か月ごろまでは経膣分娩で生まれた赤ちゃんとかなりちがったマイクロバイオームを持つようだ。帝王切開で生まれた赤ちゃんのマイクロバイオームは2種の細菌に支配され、これらの細菌はどちらも糖質を好んで食べてどんどん繁殖する。

1〜3歳になると、お子さんは腸内マイクロバイオームが安定化する重要な時期に入る[4]（脳も発達において重要な時期にある）。3歳までと成人後の大半を通じて、腸内細菌はつねに繁殖しつづける。ところが、ある驚きが待っている。3歳を過ぎると、マイクロバイオームは人によって細菌の種レベルで無数のちがいがあるとはいえ、各人のマイクロバイオームを取ってみると組成全体は時を経てもさほど変化しないようだ。それは驚くほど安定している。ワシントン大学医学部のジェフリー・I・ゴードンが、37人の成人を5年にわたって追跡調査した[5]。1年後、彼らの腸内細菌の70％が同じで、60％が5年間安定していた。

　これほどマイクロバイオームが安定するのはなぜだろう？　世代交代はつねに起きているのだ。だが1個の細菌が死ぬとき、同種の細菌が分裂する準備がすでにできていて死んだ細菌に取って代わる。生後初期の種変動はおもに乳児期の急速に変化する腸内生態系と関連していて、生態系が安定するとともに落ち着いていく。安定した食事を与えられれば、お子さんの免疫系は1歳までに十分発達する。生態系は新たな微生物を獲得するとはいえ基本的に安定していて、新しい細菌が腸内を支配することが難しくなる（プロバイオティクスが効かないことがあまりに多いのはこのためで、それは繁殖する基盤を持たないからだ）。健全な庭のように、ほかの植物を取り除いたり、旱魃のような劇的なことが起こったりしない限り、新しい植物は根を下ろすことができない。

　あなたのお子さんはその子に特有で、比較的安定した微生物の組み合わせを持つだろう。劇的な攪乱（幾度も抗生物質を投与されたり、食事が大きく変わったりする）がなければ、お子さんの腸内マイクロバイオームは同じ状態を保つ。変化があったにしても、それは個人間のちがいより小さい。もちろん、腸が攪乱されて炎症を起こしやすいマイクロバイオームが形成されると、安定したディスバイオシス（腸内菌共生バランス失調）の状態が長く続く。このようなマイクロバイオームは健康につながらず、環境変化の影響を受けやすい。この状態から抜け出すには特別な手段が必要になる。たとえば、抗生物質とプロバイオティクスの投与や糞便移植などで生態系をリセットしなくてはならないかもしれない。ただし、この考え方を裏づける証拠の大半が、クロストリジウム・ディフィシル感染症など重い病気の患者のマイクロバイオーム治療にもとづいていて、これらのやや過激な治療は医師の指示の下に行われるべきであることは述べておきたい。

また、小児の腸内マイクロバイオームの発達について多くの知見が得られている一方で、体のほかの部位のマイクロバイオームについてはほとんど何もわかっていない。これにかんする研究はこれまでほとんどなされていないのだ。しかしこの知識を得るため、現在新しい研究が進行中である。皮膚のマイクロバイオームは腸内に比べてかなり早期に安定すると考えられ、口腔や泌尿生殖器のマイクロバイオームについても同様のことが言える。だがお子さんが成長し、思春期になってライフスタイルが変わると、彼らの体の内外に棲む微生物にもこうした変化が痕跡を残すだろう。

Question

48

子どもの腸内微生物は免疫系をどう発達させるのですか?

私たちの体は微生物がひしめく世界で進化した。微生物は私たちの内部、表面、まわりにいる。私たちは微生物なくしては生きていけない。微生物の重要な仕事の1つが正常に機能する免疫系の形成である。免疫系のおかげで、私たちは病気を寄せつけず、あらゆる部分が正常に機能するようにさらにマイクロバイオームを形成していく。

たとえば、お子さんの腸の内壁に並んだ細胞はまるで鼻汁のような厚い粘液層に覆われている。このネバネバした層に抗体の一部がいる。免疫系の重要な成分である抗体は、病原体を見つけるとその表面に結合し、白血球を呼び寄せて病原体を排除させる。粘液層内の抗体の大半は、腸内の良い細菌――お子さんを健康に保つ善玉菌――に結合する。(6) これらの細菌は、互いに正反対のはたらきをする2種の免疫細胞を腸壁から放出して炎症反応を調整する。一方がTh17と呼ばれる免疫細胞で、炎症を促進するはたらきがある。他方がTレグ細胞と呼ばれる免疫細胞で、炎症を鎮めるはたらきがある。あなたは、お子さん

（そして自分）のTレグ細胞をハッピーに保ちたいと考えるだろう。

幸いにも、お子さんの腸にはTレグ細胞に食べ物を与える細菌がいる。この種の細菌についてはすでに述べたとおりだ。これらの細菌は食事にふくまれる食物繊維と多糖類を発酵して、化学物質（そう、あの短鎖脂肪酸だ）をつくる。するとTレグ細胞が短鎖脂肪酸を食べて化学物質を分泌し、この化学物質がTh17による炎症を妨げる。じつによくできている。

お子さんの体はこれらの細菌がつくる化学物質を使ってアレルゲンや抗原に対する反応を調整し、免疫系のバランスを良好に保つ。刺激に対して過剰反応が起きると、炎症が暴走する。これが、入院中の子どもや大人がかかる敗血症だ。この状態では、免疫系が炎症を起こし、白血球が体組織に入っていって病原体を殺そうとする。ところが、この免疫反応を適切なタイミングで止められないと、炎症が体全体に広がって患者は死亡することもある。

炎症反応の調整がうまくいかない場合には、慢性疾患にかかるという深刻な結果にいたることがある。慢性疾患には、食物アレルギー、喘息、自己免疫疾患（炎症性腸疾患、糖尿病、多発性硬化症）などがある。現在では、これらの疾患すべてに腸内細菌がかかわっていることが知られている。

腸内細菌は、侵入が難しい複雑な群集をつくり、あなたやお子さんが感染症にかからないようにしてくれる。何も生えていない土地ではなく見事に生い茂った森に種子を播こうとしていると考えてみよう。樹冠の下で新しい植物が育つのは難しい。同じことがマイクロバイオームにも当てはまる。長いあいだかけて繁殖してきた嫌気性の微生物の複雑な相互関係があるために、新たな微生物が侵入できるような生態学的地位が残されていない。この生態学的な排除作用を持つのは細菌に限られていない。最近の研究によれば、ウイルスもやはり腸の内壁にへばりついて待機していて、感染を起こそうと侵入してきた病原性の細菌に襲いかかる。(7) 何ともすばらしい仕組みだ。ウイルスは細菌を攻撃して繁殖しつづけ、やがて細菌は死滅するのだ。

Question

49 マイクロバイオームは子どもの下痢と便秘に関係しているでしょうか?

イエス。下痢をすると、便は腸内をすばやく移動する。病気の重さによっては、腸内にしっかり残るよう生態学的に適応した一部の細菌を除いて、腸内のほとんどすべてのものが体外に排出されてしまう。(8) まわりのものがみな腸内から排出されるとき、残りのマイクロバイオータは生き残るためのスキルをいくつか持っている。たとえば、成長と分裂をきわめて速く行うことで、たくさんの細菌が排出されても、同数かもっとたくさんの細菌が成長し分裂する。このプロセスで食べ物を得ることも忘れない。下痢を起こすと、腸は糖質を吸収する能力が下がり、腸内環境が糖質だらけになる。そこで細菌はこの糖質を食べまくり、急速に成長するのだ。

たいていの健康な腸で見つかるプレボテラ属の細菌は糖質を食べるのにとくに長けていて、下痢になると大繁殖するのが確認されている。大腸菌などのプロテオバクテリア門の細菌も急速に繁殖する。こうした微生物の変化の結果が炎症である。このメカニズムの詳細はまだ解明されていないとはいえ、炎症によって下痢が悪化することはわかっている。サルモネラ菌やコレラ菌などの病原体は免疫反応をうながし、多くの細菌にとって死につながる分子、いわゆる活性酸素種が生じる。この酸素濃度の高い分子は周辺の細菌を焼き尽くすものの、サルモネラ菌とコレラ菌にはさほど大きな打撃を与えない。

下痢は食物不耐症と脱水症、あるいはロタウイルスや鞭毛虫《べんもうちゅう》などほかの病原体によっても起きる。どの病原体もお子さんの腸に侵入して体内に毒素を放出することで炎症を起こす。すると腸組織が腫れて、常在の腸内マイクロバイオームの大部分を死滅させ、腸壁からの水分、栄養素、糖質の吸収を妨げる。

いずれにしても、重要なのはお子さんに十分な水分を与えることだ。つまり、経口補水液——ゲータレード——が必要になる。補水液にふくまれる糖質が腸の内壁にある細胞をとおして電解質を輸送し、下痢で失われた分を補ってくれる。もちろん、ゲータレードを飲ませすぎないよう常識をはたらかせよう。1日に約1リットルが目安となる。大事なのは、塩分と糖分の両方を補うということだ。赤ちゃんに水（または乳）を飲ませただけではだめなのだ。

乳幼児の下痢はたいてい数日で治るが、それでも治らないほど重い場合や、家族全員にその症状がある場合には、かかりつけの医師に相談したほうが良い。考えられる原因はたくさんあり、なかには深刻なケースもあるからだ。

下痢と対照的な便秘についてひと言。便秘の人と便秘でない人で腸内マイクロバイオームがちがうのはわかっていても、マイクロバイオームが便秘とどう関連しているのかは十分に解明されていない。便秘の人は一般的なプロバイオティクス（ラクトバチルス属やビフィドバクテリウム属の細菌）の数が少ないわけではないので、プロバイオティクス入りのヨーグルトでは対処できないだろう。便秘の真の原因が解明されない限り、私たちに助言はできない。

Question

50

子どもがリーキーガットかどうかはどうすればわかりますか？ 私に治せますか？

リーキーガット（腸管壁浸漏）は微生物やその産生物が腸壁をとおり抜けて体内に漏れ出している状態のことで、腸のバリア機能がはたらかないために起きる。バリアは基本的に上皮細胞の薄い層で、これらの上皮細胞がいわゆる「タイトジャンクション構成タンパク質」によって強力に結合されている。結合が緩んだり細胞が損傷したりすると、微生物がつくった化学物質やタンパク質が体内に漏れ出してしまう。

リーキーガットになると、腸壁の損傷した細胞と相互作用するウイルスタンパク質や病原性細菌によって炎症の暴走が起きる。これに毒素などの要因があいまって腸壁全体が穴だらけになる。この状態が始まるのは、腸壁を覆っている粘液が何らかの理由でむしばまれたときだ。正常な腸壁は宿主細胞と緊密に協力して有益な細菌を逃さないし、有害な細菌を寄せつけもしない。また腸内の細菌数を制御する免疫抗体も持っている。

腸壁が損傷を受けると、細菌や細菌がつくった化学物質が血液中に侵入しやすい。口腔の健康と妊娠の節で述べたように、細菌はかなり頻繁に血液中に侵入するが、たいていは免疫系によって退治される。しかし何百あるいは何千の細菌が腸壁をとおり抜けると、腸壁に大規模な炎症、炎症の暴走、場合によっては敗血症が起きる。微生物がつくった化学物質が血液中に入ると無害の場合もあるが危険な場合もある。たとえば、細菌が出す毒素によってお子さんがとても具合が悪くなることがある。キヌレニンなどの神経毒素は、中枢神経系のバランスを崩してしまう。こうした症状について詳細はまだ研究中である。

腸のバリア機能不全はマウスの場合には広範な病気で起こり、ヒトの場合には肝臓不全など特定の病気で確認されているが、「リーキーガット」は生理学的な病態を直接指すというよりは隠喩的な意味合いを持つことのほうが多い。この用語が多くの親に知られることとなったのは、麻疹ワクチンが自閉症の原因であるという主張について激しい論争が１９９０年代末に起きたときだった。この説を主張した論文は現在では正しくないことが判明している。また、麻疹ワクチンがいわゆるリーキーガットの原因であるという証拠も存在しない。

しかし医師がお子さんの腸バリアに問題があるかもしれないと考えた場合には、確定診断にいくつかの方法がある。まず、特定の細菌によってつくられる血液中のリポ多糖類（ＬＰＳ）と呼ばれる分子を検知する方法がある。この分子が検知された場合には、病原性細菌が血液中に侵入しているので、感染が起きる可能性がある。腸内細菌の大半はリポ多糖類をつくらないが、つくる種類の細菌はより危険な存在だ。リポ多糖類を検知するいちばん確かな検査は、腸の薄片の細胞を調べることだ。もちろん、あなたはお子さんではなくマウスにこの検査をすることを願うだろう。

別の方法では、非消化性の分子をマーカーとしてお子さんに飲んでもらって、その分子が尿中に検出されるかどうか、検出された場合にはどれほど早く検出されるかを調べる。分子として通例使われるのはポリエチレングリコール（PEG）などの大きい分子や、小さい分子（乳糖やマンニトールなどの2糖類）である。この検査の問題点は、腸は小さな分子をとおすが、大きな分子をとおさない場合もあることだ。それでも、バリアをとおり抜ける分子の大きさにもとづいて腸の損傷度を推測することはできるだろう。

そのほか、ゾヌリンというタンパク質を検出する方法もある。このタンパク質はバリア機能の衰えと相関関係がある。あるいは、脂肪酸を腸内で輸送し、腸が漏出を起こしたときのみ検出されるタンパク質をマーカーに使う方法もある。最後に述べた方法では、小腸の炎症を示すマーカー（カルプロテクチン）と一般的な血漿タンパク質（α1-アンチトリプシン）が便に見つかった場合、これらの物質は腸から血液中に漏れ出した可能性が高いと判断する。こうした診断法は成人の検査には普及しているものの、小児にはあまり適用されていない。

お子さんがリーキーガットかどうか本当に知りたいなら、2糖類（乳糖やマンニトール）

を使う検査がいちばん良いだろう。ただし、この方法には欠点がある。検査費が高いのだ。それに、幼児が嫌がりそうな食べ物を与える前に絶食させる必要がある。またお子さんがその食べ物を食べたあと、何時間もかけて尿を何度も採取しなくてはならない。

リーキーガットは、不足しているビタミンを補う、摂取カロリーを増やす、食事にグルタミンと微量元素を加えるなどの方法で治療できる。食事全体の4分の1ほどを母乳にすると良い場合もある。お子さんが正常な腸内マイクロバイオームを攪乱する細菌による下痢に苦しんでいるなら、まずそちらを治そう。

Question

51 世界中の赤ちゃんや幼児を見ると、腸内マイクロバイオームはどうちがいますか？

新生児はだいたい同じ条件で生まれてくるので、世界中の子どもに見られるちがいは帝王切開と抗生物質投与の比率にかかわっている。どちらも赤ちゃんの微生物の多様性を減らし、マイクロバイオームの発達に影響を与える。しかし、もっとも大きな原因の1つは貧困であることが判明しつつある。[9] シカゴ大学でジャックが仲間たちと行った研究では、新生児の集中治療室（NICU）から無事に退院した早産児では、1歳のときのマイクロバイオームと全般的な健康は貧困度によって大きく異なるという。

粗末な食事（とくに開発途上の国々や地域）、栄養不足、公害、ヘルスケアの未整備など種々の側面において、貧困はマイクロバイオームと健康に影響する。アレルギー、喘息、神経発達上の問題（就学レディネスなど）などを減らすため、私たちは貧しい環境に生まれた赤ちゃんの微生物の発達をどう支援できるかについて熱心に模索しているところだ。

世界のどの国や地域に生まれたかで、マイクロバイオームに大きなちがいが生まれる。[10] 欧米諸国の都市部に生まれた人は、腸内にバクテロイデス属とクロストリジウム属の細菌が多い。アフリカや南米の開発途上地域に生まれた人はプレボテラ属の細菌が多い。正確な状況を把握しようにも、世界にはまだデータそのものが得られていない地域がたくさんある。実際のところ、大半の国では、だれ1人としてマイクロバイオームのシーケンシング（DNA塩基配列の決定）をしてもらっていない。

遺伝がマイクロバイオーム形成に一定の役割を果たしているという証拠はあるものの、ライフスタイル、文化的慣習、食事がより大きな影響を持っていると思われる。[11] 文化的慣習によって食べ物が決まることが多く、ライフスタイルによって遭遇する物や人が異なる。たとえば、畜産農家の子どもたちは幼いころにたくさんの動物に出合う。彼らが喘息にかかる率がほかの子どもたちより50%低いのはこのことが関係しているかもしれない。[12]

国が異なれば、成人のあいだでマイクロバイオームのちがいが見られる。同じことは小児にも当てはまるのではないかと私たちは考えている。ただし、粉ミルクによる哺育と母乳哺育のちがいもいくらかある。異なる国の子どもたちを同じ方法で総合的に調べた研究はあまりないため、結果を単純に比較するのは難しいことが多い。

田舎の環境で育った子どもたちが、より多様性の高いマイクロバイオームを持ち、アレルギーおよび喘息の罹患率が低いことはわかっている。

お子さんを清潔にしすぎたり、健康な食事と健康な動物から遠ざけたりしていると、一般に、第三世界の田舎で育った赤ちゃんより多様な免疫疾患にかかりやすい。もちろん、第三世界の子どもたちは別の問題に悩まされる。ヘルスケアが行き届かず、出産時の母子の死亡率がきわめて高い。そこで科学者は、高度なヘルスケアと豊かなライフスタイルのどちらも達成できる中間の道を探っている。これを達成できるかどうかで、自己免疫疾患などの慢性疾患にかかるかどうかが決まるのだ。

成人後の一卵性双生児どうしのマイクロバイオームは二卵性双生児どうしよりわずかに似通っているとはいえ、遺伝子の影響はとても小さい。[13] だがクリステンセネラ属菌など数種の細菌については、一卵性双生児のほうが二卵性双生児よりかなり多く腸内に持っている。興味深いのは、一卵性双生児の片方が太っていて、もう片方が痩せている場合、痩せたほうにはクリステンセネラ属菌がいるが、太ったほうにはいないことだ。太っているほうの便を採取して無菌マウスに移植すると、マウスは太る。しかし太っているほうの便を採取し、これにクリステンセネラ属菌を加えて無菌マウスに移植すると、マウスは太らない。これが私たちの子どもにも当てはまるかどうかについては今後の研究が待たれる。

第10章

腸と脳はつながっている

Question

52

出産前（出産後）にうつ病になりました。腸内細菌が関係していますか？

妊娠と出産は、女性の一生でもっとも幸福なできごとだとよく言われる。赤ちゃんが生まれるのは大きな喜びであり、生まれてきたわが子が愛おしくてたまらない。だが、そうでない場合もある。10～20％の女性が、周産期――妊娠中と産後――にうつ病を経験する。産前うつ病では、涙もろさ、睡眠問題、疲労感、食欲不振、不安、お腹の子に対する愛着の欠如などが見られる。産後うつ病では、消えない悲しみ、疲労、罪悪感、気分の揺れ、集中力の欠如などを感じ、赤ちゃんに疎まれていると感じることすらある。こうした感覚は親としてふつう感じる不安や苦痛よりはるかに強力だが、本人はかならずしもそのことに気づけない。アマンダとロブに娘が生まれたとき、アマンダは急に気分がふさいだが、新米ママの役割にまだ慣れていないだけだろうと考えた（幸いにも、妊娠・出産を通じて支援するドゥーラが産後の様子を見にきたとき、産後うつ病に典型的な症状に気づいて助言してくれた！）。

過去にうつ病にかかったことがある人や、分娩前後に神経をすり減らすようなできごとがあった人は、周産期うつ病になる確率が高い。とはいえ、背景となる生物学的な説明としては、受胎、妊娠、分娩を通じて体が大きなホルモン変化を経験することがあるだろう。

これらのホルモン変化によって、神経伝達物質の産生と使用にも変化が起きる。神経伝達物質は体内の神経系にとって基本的な通貨のようなものだ。神経細胞（ニューロン）間で情報を交換して、ニューロンのはたらきを早めたり遅らせたりする。脳内のニューロンのはたらきにかかわるこのデリケートな平衡が失われると、伝達を速める興奮性神経伝達物質（セロトニンなど）か、遅らせる抑制性神経伝達物質（γ-アミノ酪酸、いわゆるギャバなど）の量が増えすぎ、混乱、うつ、不安などの健康問題につながる。

過去にはこれらの化学物質をつくるのは脳だけと考えられていたが、現在では腸内細菌もこれらの化学物質をつくって使うことがわかっている。そう、腸はあなたの脳と神経系が使う主要な分子をつくっているのだ。また最近のある証拠によれば、腸内細菌のバランスが崩れると、体内の神経伝達物質のバランスが大きく変わるという(1)。

腸内微生物はさまざまな代謝経路を介して神経伝達物質のバランスに影響を与えることができ、脳の発達と行動に影響を与える神経活性化合物をつくる。これらの化合物として、たとえば、5-ヒドロキシトリプトファン（5-HTP）と呼ばれる物質が知られる。この物質は、アミノ酸の一種であるトリプトファンと神経伝達物質であるセロトニンの中間にあるような分子だ。それをつくるのはカンジダ属、ストレプトコッカス属、エスキリキア属、エンテロコッカス属の細菌である。ほかのバチルス属とセラティア属の細菌は神経伝達物質のドーパミンをつくる。エスキリキア属、バチルス属、サッカロミケス属の細菌がノルアドレナリンを、ラクトバチルス属の細菌がアセチルコリンをつくる。ギャバ（ニューロンのはたらきを抑制する神経伝達物質）をつくるのは、ラクトバチルス属とビフィドバクテリウム属の細菌だ。

ギャバは脳内でもつくられ、ギャバ受容体に結合して作用する。この受容体は、多様な医薬品（抗不安薬、睡眠薬、全身麻酔薬、抗てんかん薬、鎮静剤など）と疾患（てんかん、多発性硬化症、うつ病、不安）に深くかかわっている。

脳はセロトニンもつくる。ストレスを感じるようなできごとが起きたり、ホルモンバランスが崩れたりすると、脳内でつくられるセロトニンが未知の原因によって減る。しかし、腸内でつくられるセロトニンが減少分を補い、気分、食欲、幸福感に影響する。とはいえ、この重要な化合物の90％は腸内にとどまって小腸の動きを調整する。(2)

同様に、細菌由来のギャバは平滑筋、上皮、内分泌腺にあるギャバ受容体をとおして神経伝達機能に深く関与し、腸運動性、胃排出、胃酸分泌、括約筋運動、不快感などに影響をおよぼす。しかし、細菌由来のギャバは血液脳関門をとおり抜けて脳内に入ることはないので、どのようにして気分に影響を与えるのかという明らかな疑問が生じる。

手がかりは、腸などの重要な器官を脳につなげる高速道路とでも言うべき迷走神経から得られる。この経路では情報が両方向に流れている。詳細は次のようだ。ラクトバチルス・ブレビスやビフィドバクテリウム・デンティウムのような腸内細菌がグルタミン酸を食べてギャバをつくる。するとフラボニフラクター属の細菌がギャバを食べて繁殖する。これらの細菌の活動が変化すると、腸の神経系（「第二の脳」と呼ばれることもある）が使えるギャバの量が変わる。思い出していただきたいのは、迷走神経が腸の神経系を脳につなげていることだ。ギャバの量が減ると、腸の神経系と迷走神経は神経インパルスを調整するための抑制作用を得られなくなる。この状態が迷走神経という高速道路をとおして脳に伝えられるのだ。

神経インパルスは腸から脳へ別の経路でも伝えられる。胃や消化管内の感覚を検知する神経終末が、頚椎をとおして脳の島皮質――身体感覚を監視して解釈する――に信号を送っているのだ。こうして、あなたは既述の不快感や胃痙攣と痛みを感じる。体内のあらゆる神経と同じく、この経路はギャバを使っているので、ギャバの量が通常のレベルから外れると、こうした感覚を察知する能力に支障が出る。

細菌由来のギャバが迷走神経や感覚神経のギャバ受容体と相互作用すると、身体感覚を調整する経路に影響がおよぶ。これによって脳内でつくられて使われるギャバの量のバランスが変わり、それが気分を変えるようだ。つまり、脳は腸に「耳を傾けている」のだ。

腸が不調だと、脳もまた不調になる。

ここで腸内マイクロバイオームの登場となる。妊娠中にホルモンレベルが変化すると、腸内微生物の活動に変化が現れるようだ。もしあなたのマイクロバイオームがすでに乱れていて、ホルモン変化によってさらにバランスを崩しそうなら、これらの神経伝達物質にかかわる細菌の活動が変わり、ただちに神経伝達物質（ギャバやセロトニンなど）の濃度バランスが崩れる。

では、どうすれば良いのだろう？　腸内微生物にはたらきかけて神経伝達物質の産生を変えることができるだろうか？　もしこれが可能なら、周産期うつ病の新たな治療になる。残念だが、科学はまだそこまで進んでいない。まだまだ確認すべきことがあるのだ。喜ばしいことに研究が進行中で、私たちの仮説が正しければ、食事を変えるか、微生物由来の神経伝達物質の活性を再調整するような細菌を摂取することで、神経系の経路のバランスを元に戻すことが可能かもしれない。

Question

53

周産期うつ病や産後うつ病が心配です。どうすれば良いですか？

食事やプロバイオティクスによって身体的な健康なら改善できるが、この2つの方法で精神的な健康を改善できるという確かな証拠はない。

私たちは抗うつ薬が唯一の答えではないと考えていて、少なくともそうではない日を迎えるべく研究に励んでいる。多くの女性が抗うつ薬の服用には慎重になるが、それはこの薬には悪評があり、母子ともに副作用を経験する可能性もあるからだ。それに比べると、食事（オメガ3脂肪酸のサプリメントをふくむ）とプロバイオティクスは非侵襲的で副作用もなさそうだから、好ましい選択肢になりそうだ。

小規模な臨床試験では、プロバイオティクスによってうつ病の症状が和らぎ、コルチゾールと呼ばれるストレスホルモンのレベルが下がった[3]。プラセボを使った二重盲検方式のランダム試験では、うつ病のボランティアがラクトバチルス・ヘルベティカスR0052とビフィドバクテリウム・ロングムR0175の組み合わせ（処方箋なしで購入できる2種のプロバイオティクス細菌株）を30日にわたって毎日投与された。26人がこのプロバイオティクスを飲み、29人がプラセボを飲んだ。

1か月後、医師が患者たちのコルチゾールレベルを調べ、心理試験によって不安とうつ病のレベルを評価した。プロバイオティクスを飲んだ患者は、精神的苦痛（うつ、不安、怒り、敵意など）に大きな改善が見られ、興味深いことに問題解決能力が向上した。しかし、個人によって効果に大きなちがいがあった。この研究では平均値を取ればプロバイオティクスが効いたとはいえ、あなたにも効くかどうかはわからない。また、健康強調表示の証拠を検討する欧州食品安全機関（EFSA）がこの研究に大きな問題があると指摘しているので、このプロバイオティクスに真の効き目があるかどうかにかんする結論は出ていない。

研究者はほかの菌種にも目を向けていて、なかにはヒトの血液中の神経伝達物質濃度を変えることが知られる種もある。どの菌種がうつ病の症状を緩和するかがわかれば、多くの人の人生を大きく改善することができるだろう。

Question

54

もし私がうつ病にかかっていたら、赤ちゃんのマイクロバイオームに影響があるでしょうか？

その可能性は否定できないが、現時点では正確なところはわからない。影響に結びつくメカニズムは複数ある。たとえば、あなたから赤ちゃんへと微生物が経腟分娩、皮膚の接触、キスによってうつる。これらの微生物には、赤ちゃんの腸内における神経伝達物質の産生バランスを乱す種もある。そのような微生物は、神経伝達物質をつくる細菌の繁殖を抑制したり、赤ちゃんが必要とする神経伝達物質を食べてしまったりするのだ。

これが起きるもう1つの明らかなメカニズムは、母乳の化学組成の（乱れた食事や不健康による）変化によって赤ちゃんの腸内細菌の力関係が変わり、やはり同じ問題をもたらすことだ。つまり、神経伝達物質の産生と摂取のバランスが崩れるのである。

しかし、マイクロバイオームにかんする研究や母乳の化学組成にかんする研究と、赤ちゃんの精神的健康の研究には驚くほど隔たりがある。同様に、産褥期（産後）のうつ病とマイクロバイオームの関係にかんする研究はあまり例がない。だが、ジャックの研究室では盛んに研究が進められている。

産後のうつ病にともなって変化する母親のマイクロバイオームが、赤ちゃんのマイクロバイオームに与える影響はとにかく未知の領域と言って良い。

Question

55 私はうつ病の家系です。赤ちゃんのマイクロバイオームを調整して、うつ病を予防することは可能でしょうか？

いつか、そういう日がやってくるかもしれない。だが、それは生後きわめて初期にはじめなくてはならないだろう。私たちは2人ともうつ病の家系だ。どちらも臨床的なうつ病の症状を経験したことはないが、この病気についてはいろいろ考えてきた。これまでのところ、私たちの子どもはだれ1人としてうつ病の徴候を見せていない。研究が進めば、将来的にはうつ病を予防できるようになるだろう。

動物においてはマイクロバイオームがうつ病らしい行動と関連していることがわかっていて、それはここ10年ほどで行われた研究のおかげだ。[4] これらの研究によれば、無菌マウス（帝王切開で生まれて、無菌環境で育てられたマウス）は、マイクロバイオームを持つ通常のマウスとはきわめて異なるリスク行動を取るという。マイクロバイオームのないマウスは不安が少なく、リスクを避けようとしない。一方、通常のマウスはなるべく物陰に隠れようとする。これは野生マウスにとって好ましい行動である。そのほうが長く生き延びるからだ。物陰に隠れようとしないマウスは、捕食者に食べられてしまう。こうしたリスク回避行動は動物のゲノムにはじめから備わっていると考えられてきたが、これらの研究に参加したマウスはみな同じゲノムを持っていた。唯一のちがいは、マイクロバイオームの有無だけだった。マイクロバイオームを持つマウスは、そうでないマウスより「勇気があった」。この仮説をさらに検証するため、研究者は健康だが不安な素振りを見せるマウスのマイクロバイオームを、無菌で大胆なマウスの腸に移植した。果たして、大胆だったマウスは不安がるようになり、リスクを避けるようになった。

だが、1つ注意すべき点がある。マウスが「正常に」行動するためには、生後すぐに細菌を移植しなくてはならないことだ。成体の無菌マウスにマイクロバイオームを移植しても、行動に変化は見られなかった。マウスは大胆なままで、リスクを避けなかったのだ。

今、あなたはこう考えている。細菌がうつ病と不安を起こすのだから、細菌を追い出せば良いのではないか、と。しかし、それはとても良くない考えであるだけでなく、ヒトに対してそれを行うのは技術的に無理なのだ。マウスにとって異常な行動は大胆でリスクを取ることだろうが、ヒトにとって異常な行動はそれとは異なるかもしれない。無菌のヒトをつくれたとしても、その人物はやはり不安になったり、うつ病にかかったりするかもしれない。

不安とリスクを取る行動はうつ病、とくに大うつ病にさほど似ているとも思えないかもしれないが、双方のメカニズムはおそらくかつて考えられていたより類似しているだろう。神経系は神経どうしが連絡する頻度を促進または抑制していて、不安とうつ病はどちらも神経系内の化学物質のバランスが崩れることによって起きる。促進または抑制が過剰になると、神経系内の精妙なバランスが崩れ、異常な行動につながる。

注目すべきは、私たちがかつてゲノムにコードされていると考えていた異常な行動が、じつはマイクロバイオームにコードされているのかもしれないという点である。つまり、うつ病は親から子へヒトの遺伝子によって受け継がれるのではなく、マイクロバイオームを構成する細菌の遺伝子によって受け継がれるのかもしれないのだ。

問題は、なぜマイクロバイオームの操作が動物の成体でうまくいかないのかにある。

もしヒトが少しでもマウスに似ているのだとしたら（私たちはマウスと多くを共有する）、脳は乳児期と幼児期、ことによると思春期の臨界期までなら変えられる。脳と神経系の可塑性は年齢とともに低下していく。つまり、脳の発達と構造に影響を与える唯一の方法は、赤ちゃんのときにマイクロバイオームを変えることだと言える。もしあなたの家系にうつ病の血が流れているなら、この臨界期に赤ちゃんの腸に適切な微生物を付加しなくてはならないかもしれない。適切な微生物の種や適切な時期について正確なことはわかっていないが、それは妊娠中または生後数週間程度の初期の可能性がある。

私たちがうつ病の人と健康な人のマイクロバイオームを調べたところ、両者は確かに細菌構成がちがっていた。(5) たとえば、うつ病の人は神経伝達物質、とくにギャバとセロトニン前駆体をつくる細菌が少なかった。これを考慮するなら、うつ病を治療するためにこれらの足りない細菌のプロバイオティクスを開発できるかもしれない。しかし、それをヒトに試す前に動物実験が必要であり、それには時間と忍耐、それも相当な忍耐が必要になる。

赤ちゃんにプロバイオティクスを与える前に、赤ちゃんの反応を知ることも必要になる。問題は、赤ちゃんの免疫系がとても敏感なことだ。正しくない組み合わせの微生物を与えたなら、重い炎症反応を起こしかねず、これが脳の発達にも影響するかもしれない。これは単純な話ではないのだ。多くの要因が狂う恐れがある。炎症がひどければ脳の発達が遅れ、精神的健康がどれほど損なわれるか知れたものではない。未熟な脳は発達面でさまざまな異常につながりがちだ。つまり、プロバイオティクスにどの細菌を選ぶかは慎重にも慎重を期さなくてはならない。プロバイオティクスはそもそも健康増進を目的とするのだから、発達に問題を起こすような細菌はプロバイオティクスとは言えない。

Question

56 マイクロバイオームと学習障害には関係があるのですか？

正直なところ、わかっていない。学習障害または就学レディネスと初期の腸内細菌の発達との関連を調べるとき、科学者はとかく最悪のケースを取り上げる。極端な反応のレンズをとおして関係を見ることができるからだ。

たとえば、アメリカでは毎年生まれてくる赤ちゃんの1％が早産で、1000グラム未満という超低出生体重児に分類される。こうした低体重の赤ちゃんの救命医療はかなり進んでいて、現在では78％が助かる。それでも、合併症がある。低体重児は精神障害をともなう率が非常に高く、じつに40％近くが認知テストの成績が低い。つまり、こういう児童は知識の獲得や、思考と経験をとおした外界の理解が不得意だ。

こういうことが起きるのは出生が早すぎたためだと言うのはたやすいし、早産では致し方のないことでもあるが、事実はこの結論とは噛み合わない。妊娠期間と出生時の体重のどちらも、児童の長期にわたる神経発達問題の予測因子にはならない。一部の合併症が神経発達障害と関連していることはわかっている。そうした合併症には、高濃度の酸素にさらされすぎたために起きる肺の損傷、明らかな脳損傷、てんかん、糖尿病、腸が壊死する壊死性腸炎などがある。しかし、これらの合併症の大半は炎症と関係しているため、マイクロバイオームがこれらの合併症を抑制してくれるかもしれないと考える専門家もいる。

早産児は何度も抗生物質を投与されるので、これらの赤ちゃんのマイクロバイオームはひどく攪乱されている。これを正常なバランスに戻すための母乳哺育などが神経発達に良い影響をおよぼすことがある。したがって、早産児においても、健康なマイクロバイオームにつながるような条件は、その後の学習障害などを予防する効果があるかもしれない。

家庭の社会経済的状況も、神経発達と学習に影響がある。同程度の認知発達段階にある未熟児のあいだでも、新生児集中治療室を出たあとの経過がかなりちがうことがある。裕福な家庭の子に比べて、そうでない子は5歳になったときに就学準備があまりできていない。2歳の時点ではどちらも正常に認知が発達しているものの、小学校に入るまでには裕福な家庭の子で特殊学級に入る子が8%であるのに対して、そうでない子は29%に上る。

この差は良い幼稚園や小学校教育を受けられるかどうかにかかっていると考えるかもしれないが、大規模研究によればそうした相関性は見られない。ジャックの研究室では6~18か月の乳幼児のマイクロバイオームの発達を調べている。社会経済的な地位が低い家庭の子は、一般に飽和脂肪酸と糖質を多くふくむ食事を摂っていて、動物や自然環境との接触が少ない（とくに都市部ではそうだ）。これらの要因が神経伝達物質をつくる腸内細菌のバランスに影響して子どもの神経発達を阻害し、過剰な炎症を起こして脳の発達が遅れるのかもしれない。

興味深いことに、栄養不足も神経発達上の問題を起こす。動物実験では、栄養不足によりマイクロバイオームに起きた変化によって、栄養不足とは無関係な認知能力が低下することがわかった。

研究はまだ継続中なので、これらの仮説が正しいと一概には言えない。しかし、これらの懸念が当たっているのであれば、子どもたちの神経系を順調に発達させるような、プロバイオティクスや微生物医薬品を開発することも視野に入れておきたい。つまり、より優秀な脳を育てるのだ。

第11章

ワクチン接種の正しい考え方

Question

57

ワクチンは子どもにとって安全ですか？

公衆衛生の観点から見れば、ワクチンはほかのどの医療手段より多くの生命を救ってきただろう（ほかにも、衛生状態の改善、抗生物質、世界中の飢餓を劇的に救った「緑の革命」があった）。ワクチンがなければ、子どもたちはポリオウイルスで死ぬか、生涯にわたって麻痺が残る可能性がある。麻疹（はしか）にかかると、脳浮腫、肺感染、死につながる。水痘はふつう良性と考えられているが、出血、水ぶくれ、脳や肺の腫れなどを起こす。

幼いころのロブがクリスマスに水痘にかかったとき、両親は大人になってからでなくて良かったと話したそうだ。成人してから水痘になると、入院はおろか死ぬ可能性がはるかに高くなるからだ。だが、ロブにとってその経験はとても痒くて不快だった。一緒にこの病気にかかった弟は、そのときのひっかき傷が今でも顔に残っている。幸いにも、この不快な幼児期の一大事件は今では過去の話になった。多くのアメリカの子どもたちと同じく、ロブの娘は2歳になる前に水痘のワクチンをきちんと接種してもらった。

ウイルス感染の諸症状に比べれば、ワクチンは信じがたいほど安全だ。もちろん、まれに好ましくない反応が起きることはある。しかし、その場合でも腫れ、赤み、痒み、場合によっては頭痛、疲労、吐き気などが起きるくらいで、生命にかかわるようなアレルギー反応は滅多にない。ここで話題になっている疾患に比べれば、ワクチンのリスクは病気の感染リスクに比べて格段に低い。

現在では、プロバイオティクスがワクチンの効果に影響することがわかっている。だが、お子さんのマイクロバイオームがワクチンの効果に影響するかどうかはまだわかっていない。健康なマイクロバイオームはお子さんの免疫反応を上げるので、ワクチンの効果を高めることも考えられる。

子どものワクチン接種が不安なのはよくわかる。アメリカでは、インターネットや遊び場で、ワクチンにかんする膨大な量のネガティブな情報が行き交っている。信頼を寄せている人にワクチンが子どもに良くないと聞かされたら、その人を信じるべきではないかと思うのは当然だ。

だが、私たちを信用できなくとも、アメリカの認定小児科専門医の知識と経験を検討していただきたい。アメリカ小児科学会会長のバーナード・P・ドライヤー博士は、小児科専門誌『ピディアトリクス』にこう書いている。「諸疾患の蔓延を防ぐには、ワクチンの接種率を上げることが緊要である。ワクチンで防げる病気で子どもたちを苦しめることはない」[1]。ところが、いったん根絶されたと思われた病気が戻ってきている。百日咳がアメリカでふたたび猛威を振るっていて、何万人もの赤ちゃんがこの病気に感染している。この数字は1955年以降で最大だ。

アメリカ小児科学会によれば、こんにち子どもが接種を受けるワクチンにかんする批判はほぼすべてが根も葉もない噂だという。1998年以前には、身体に悪い分散媒がワクチンにふくまれていたが、この物質はすでにどのワクチンにも使用されておらず、もう心配はないという（一部の研究で実際に危険だと指摘されてはいる）。挙げられている証拠を検討した結果、きわめて稀なアレルギー反応をのぞけば、ワクチンに明白なリスクはなく、世界中のたくさんの国における多くの研究で大きな恩恵があることが実証されていると私たちは断言できる。

子どもはとかく病気になりがちで、混合ワクチンの接種後に具合が悪くなったという話はよく聞く。しかし、このことは子どもがワクチンを接種されたために病気になったことを意味してはいない。私たちの子どもたちは、新三種混合ワクチンの接種を受けた。ジャックの息子たちはどちらも軽いアレルギーがあり、接種後には短いあいだとはいえ熱が出た。新三種混合ワクチンの接種が予定されていたころ、ジャックの長男は複数のイースト菌感染症にかかっていたので、両親は感染症が治るのを待ってワクチン接種にのぞんだ。こういうことは、医師に相談すれば教えてくれる。正直なところ、懸念があればきちんと尋ねるのが良いと思う。一緒にはたらいている臨床科学者や医療関係者で、医薬品製造会社の意向を考慮してワクチンを勧める人は1人もいたためしがない。

ワクチンの効果にかんする重要な例外は、まだお子さんの免疫系が完全に発達していないために、ワクチンに反応するには幼すぎる場合だ。この場合には、ワクチンを接種しても、予防したい病原体に対する抗体は獲得できない。アメリカ疾病予防管理センター（CDC）は、いちばん効果的なときに接種するように予防ワクチンの接種スケジュールを調整する。一般に、ワクチン接種は早いに越したことはない。病気から保護される時間が増えるからだ。とはいえ、各ワクチンに免疫系がいちばん良好にはたらく理想的な年齢というものも存在する。

親は、これらのワクチンすべてのスケジュールを尋ねることが多い。全部一度に接種するのが良いか、1つずつ間隔を置いて接種するのが良いかと聞く。単純な答えはないが、最大限の効果を得るには、時間を置いて何度か接種しなくてはならないワクチンが多い。ところで、なぜ生後15か月以内に25種のワクチン接種が推奨されているのだろう？　2～3年かけて間隔を置いて接種できないのだろうか？　それは、それほど長く予防しないでいるのはお子さんのために良くないからだ。3、4歳で、麻疹やポリオのウイルスにはじめて遭遇した場合には悲惨な結果が待っている。反対に、短いスケジュールの利点を裏づける科学的証拠もない。だが、さまざまな病気に対するお子さんの免疫を試してみるわけにもいかない。これらの血清は幼い子どもにはあまり効かないからだ。

それでも、いつの日か個々の子どものマイクロバイオームの成長にもとづいて、ワクチンを接種する最適な時期がわかるようになるかもしれない。子どもの腸にかんする節で述べたように、お子さんのマイクロバイオームは一定の段階を踏んで発達する。詳細は子どもによってかなり異なるが、たいていの子は同じような経過をたどる。私たちはマイクロバイオームがワクチンの効果に影響すると知っているので、いつかお子さんのマイクロバイオームの解析によって、ワクチン接種に最適なタイミングを決めることが可能になるかもしれない。現在のところ、理想的なタイミングはわかっていないが、免疫系を助ける個々の微生物または特定の微生物の集まりにもとづくものになる可能性がある。残念だが、今のところ私たちは、乳幼児や小児の腸内微生物のちがいにもとづく免疫系の差異を大規模に調べられる段階にはいない。だが、それが私たちの目標である。

＊＊＊

私たちがこの本で伝えたい基本的なメッセージにはまだ未解決の部分もあるので、今後も研究を続けていくつもりだ。私たちは病原体にさらさないようにお子さんを守る一方で、微生物の多様性を確保するように助言した。この一見矛盾したアドバイスをもう少し詳しく見ていこう。

まず、病原体について。病原体は人類の進化史をとおして存在しているので、私たちの免疫系はいつ前触れもなく病原体に出合っても良いように準備が整っている。いつ有害な病原体とその抗原と接触するかわからないのだ（抗原とは、免疫系に自分に対する抗体をつくらせるようにはたらく物質を指す）。つまり私たちは、いつ何時であろうとあらゆる病原体と闘う用意ができている免疫系を進化させてきた。たとえば、結核とはすでに数千年もつきあってきたため、感染で死ななかった人は強い免疫系を持ち、これが後代に受け継がれた。

ワクチンや良好な衛生状態などによってこの世から病原体を根絶したとすると、思いもよらぬ事態になるかもしれない。免疫系がさほど危険ではないもの――花粉そのほかのアレルゲン――に過剰に反応するようになるのだ。そこで、次のような問いが生まれる。諸々のアレルギーを予防するためには、ワクチンの使用を止めるべきなのだろうか？　もしそうしたら、どうなるのだろう？

現在、科学的とは言えないもののアメリカ全土で進行中の実験があるので、これによって答えが得られるかもしれない。多くの親たちが、人類は数千年も数百万年も小児疾患と共進化してきたのだから、これらの病気と共存できるはずだ、と考えるようになってきている。つまり、麻疹、おたふく風邪（流行性耳下腺炎）、百日咳もそう悪いばかりのものでもない、と。だが、麻疹やポリオなどの小児疾患を怖がらない1つの理由はその人が実際にそれらの病気にかかっていないためだ。これらの病気は苛酷で死ぬことすらある。17～20世紀にかけて蔓延したこれらの病気を、ワクチンが退治してきた。だから、ワクチンがあることに深く感謝すべきだ。

しかし、こうした歴史を知らない親たちは、団体をつくって熱心にワクチンに反対する。ワクチンにふくまれる有害な成分をあげつらい、子どもたちがあまりに多くのワクチンをあまりに幼い時期に接種されると抗議する。そこで当然と言えば当然だが、麻疹やおたふく風邪がアメリカ中で学校に大復活を遂げている。これらの子どもがアレルギーを発症するかどうかは永久にわからない可能性がある。この種の「実験」はとてもずさんで、私たちに言わせれば非倫理的だからだ。

もう1つ考慮すべきは、ワクチンとは予防したい特定の病気の病原体に対してのみお子さんの免疫系をさらすだけだという点である。現代のワクチンは対象が限られていて、お子さんの残りの微生物には悪影響をおよぼさない。だからもっとあとになってから健康上の恩恵があるのだから、お子さんが重大な感染症にかかるべきだという理由でもあるのでなければ、お子さんにはワクチン接種をするべきだ。ワクチン接種にはほかにも恩恵がある。新しい感染症が広まるためには、ある一定数以上の人がこの感染症にかかることが必要になるので、大半の人がワクチンを接種されていれば、「集団免疫」によってワクチンを接種することができない少数の人も病気から守られる。たとえば、重い免疫不全症の人やワクチンが効かない人などが恩恵を受ける。ワクチンを集団で受けていない場合には、あなたのお子さんだけでなく、すべての人にとって悲惨な事態になる。

Question

58 子どものワクチン接種のスケジュールはどう決めればいいですか？

赤ちゃんや小児は、アメリカ小児科学会とアメリカ疾病予防管理センターが決めるスケジュールにしたがって、ワクチンを接種すべきだ。多くの臨床試験で得られた結果によれば、これが細菌やウイルスによる深刻な病気にお子さんをかからせないための、最良の指針と言える。

表1に、小児疾患とそのワクチンを示す。ご覧になればわかるように、これらの病気の合併症はきわめて深刻で、死亡することもある。私たちはどちらも、アメリカ疾病予防管理センターのワクチンスケジュールにしたがって、自分の子どもたちに必要なワクチン接種をすべて受けさせたことを読者の方々には知っておいてほしい。

疾患	ワクチン	感染経路	症状	合併症
麻疹（はしか）	麻疹・おたふく風邪・風疹ワクチン（MMR）	空気感染、直接接触	発疹、発熱、咳、鼻水、目の充血	脳炎（脳浮腫）、肺炎、死
おたふく風邪（流行性耳下腺炎）	麻疹・おたふく風邪・風疹ワクチン（MMR）	空気感染、直接接触	唾液腺の腫れ、発熱、頭痛、倦怠感、筋肉痛	髄膜炎（脳および脊髄を覆う髄膜の感染）、脳炎（脳浮腫）、精巣または卵巣の炎症、難聴や失聴
百日咳	破傷風・ジフテリア・百日咳ワクチン（DTaP）	空気感染、直接接触	激しい咳、鼻水、無呼吸（乳幼児における呼吸一時停止）	肺炎、死
ポリオ	ポリオワクチン	空気感染、直接接触、経口感染	無症状のことがある；症状がある場合は喉の痛み、発熱、吐き気、頭痛	麻痺、死
肺炎球菌感染症	小児用肺炎球菌ワクチン	空気感染、直接接触	無症状のことがある；症状がある場合は肺炎（肺の感染）	菌血症（血液の感染症）、髄膜炎（脳および脊髄を覆う髄膜の感染）、死
ロタウイルス胃腸炎	ロタウイルスワクチン	経口感染	下痢、発熱、嘔吐	激しい下痢、脱水
風疹	麻疹・おたふく風邪・風疹ワクチン（MMR）	空気感染、直接接触	発疹、発熱、リンパ節の腫れ	妊婦では重篤：胎児の流産、死産、早産、先天性異常にいたることがある
破傷風	破傷風・ジフテリア・百日咳ワクチン（DTaP）	皮膚にできた傷	首や腹筋の硬直、嚥下困難、筋肉の痙攣、発熱	骨折、呼吸困難、死

表1　予防可能な疾患とそのワクチン（アメリカの場合）

疾患	ワクチン	感染経路	症状	合併症
水痘（水ぼうそう）	水痘ワクチン	空気感染、直接接触	発疹、倦怠感、頭痛、発熱	感染性のある水ぶくれ、出血障害、脳炎（脳浮腫）、肺炎
ジフテリア	破傷風・ジフテリア・百日咳ワクチン（DTaP）	空気感染、直接接触	喉の痛み、微熱、衰弱、首のリンパ腺の腫れ	心筋の腫脹、心不全、昏睡、麻痺、死
Hib感染症	ヒブ（Hib）ワクチン	空気感染、直接接触	細菌が血液中に入らない限り無症状のことがある	髄膜炎（脳および脊髄を覆う髄膜の感染）、知的障害、急性喉頭蓋炎（気管を塞ぎ深刻な呼吸困難をもたらす生死にかかわる感染症）、肺炎、死
A型肝炎	A型肝炎ワクチン	汚染された食品や水、直接接触	無症状のことがある；症状がある場合は発熱、胃痛、食欲不振、疲労、嘔吐、黄疸（皮膚や目の黄ばみ）、濃い尿	肝不全、関節痛、および腎臓、膵臓、血液の疾患
B型肝炎	B型肝炎ワクチン	感染者の血液や体液との接触	無症状のことがある；症状がある場合は発熱、頭痛、衰弱、嘔吐、黄疸（皮膚や目の黄ばみ）、関節痛	慢性の肝臓感染症、肝不全、肝臓がん
インフルエンザ	インフルエンザワクチン	空気感染、直接接触	発熱、筋肉痛、喉の痛み、咳、極度の疲労	肺炎

Question

59 ワクチン接種の前後に子どもにプロバイオティクスを与えるべきですか？

おそらく。研究によれば、ワクチン接種の前後にプロバイオティクスを与えると良いという結果が出ている。ワクチンは病気を発症させる微生物に似た製剤だが、安全を期して慎重につくられている。それは、毒性を弱められたか（生ワクチン）殺された微生物（不活化ワクチン）、微生物の毒、あるいは微生物の単体のタンパク質（その微生物がのちに攻撃をしかけたときに、免疫系がすぐにそれを察知できるように微生物の表面から採取したもの）だ。ワクチンを接種されると、お子さんの免疫系は活性化する。微生物を認識し、排除し、今後遭遇したらもっと早く退治するように記憶する。

プロバイオティクスが、ワクチンの効果を上げることは実証されている。たとえば、ラクトバチルス・ラムノサスGGやラクトバチルス・アシドフィルスCRL431は、免疫系を刺激してポリオワクチンに対する子どもの反応を改善する。[2] 同様に、シンガポールで行われた研究では、77人の赤ちゃんにプロバイオティクスのカクテル（ビフィドバクテリウム・ロングムとラクトバチルス・ラムノサスＬＰＲの混合物）を与え、このカクテルの入っていないプラセボを与えられた68人の対照群の赤ちゃんと、Ｂ型肝炎ワクチンの効果について比較した。(3) プロバイオティクスを飲んだ赤ちゃんはワクチンに対する反応がかなり良くなり、ワクチンの効果が改善したことをうかがわせた。同様の反応はインフルエンザワクチンの動物実験でも得られた。基本的には、マイクロバイオティクスが免疫系を刺激して病原体の識別能力を高めるので、ワクチンに対する反応が良くなるのだ。識別能力が高くなればなるほど、ワクチンにふくまれる抗原に対する抗体を早くうまくつくることができる。

反対に、ワクチンの効果をほんのわずか改善するだけか、まったく改善しないとする研究もある。これは、あらゆる臨床試験につきまとう試練と言える。結果を左右する要因があまりに多いのだ。ある群で結果が良く、ほかの群で悪い理由を理解するのはきわめて難しい。

さらに混乱を招いたのは、妊娠後期にプロバイオティクスを飲めばどうなるかを、61人の女性を対象に調べた、あるオーストラリアの研究の存在だった。(4) この研究では、31人がプロバイオティクス（ラクトバチルス・ラムノサスＧＧ）を、30人がプラセボ（マルトデキストリン）を、いずれも妊娠36週目から分娩まで毎日飲んだ。研究者たちは、これらの母親から生まれた赤ちゃんが1歳になったときに、破傷風、ヘモフィルス・インフルエンザｂ型菌（ヒブ〔Ｈｉｂ〕感染症の原因菌）、ウイルス性肺炎のワクチンを接種した。すると驚くべきことに、母親が妊娠中にプロバイオティクスを飲んだ赤ちゃんのほうがワクチンの効果が低かったのだ。つまり、プロバイオティクスは結局まったく良い結果につながらなかったことになる。それでも、これは小規模な研究だった。それに、ワクチンの効果が下がったとはいえ、ワクチンがふくむ抗原に対する赤ちゃんの全般的な免疫反応には影響がなかった。

フィンランドでのもう1つ別の研究では、47人の女性が妊娠中にプロバイオティクスのカクテルを飲んだ。このカクテルは、4種の有用な細菌をふくんでいた（ラクトバチルス・ラムノサスGG、ラクトバチルス・ラムノサスLC705、ビフィドバクテリウム・ブレーベBb・i99、プロピオニバクテリア・フロイデンライシイ亜種シャーマニイJS）。これらの女性は、赤ちゃんがアレルギーを起こすリスクが高いことから被験者に選ばれた。[5] 少なくとも1人の母親は、アレルギー性鼻炎、アトピー性皮膚炎、または喘息に罹患しているという臨床的診断を受けていた。被験者の母親のうち40人は、不活性な物質をふくむ対照プラセボを飲んだ。

プロバイオティクスを飲んだ母親から生まれた赤ちゃんは、同じ組み合わせのプロバイオティクスをシロップに混ぜたものを生後6か月にわたって毎日10滴与えられた。シロップにはプレバイオティクスもふくまれていた。プラセボ群の母親から生まれた赤ちゃんは、プレバイオティクスもプロバイオティクスもふくまない、ただのシロップを与えられた。

6か月になったとき、すべての赤ちゃんにジフテリア、破傷風、ヒブ（Hib）感染症のワクチンを接種した。プロバイオティクスによって、ヒブ感染症のワクチンはより効果的になったようだったが、残りの2種のワクチンについては効果が弱まらなかっただけだった。研究者たちは、体内の抗体の種類を多様化するには、赤ちゃんの腸内にある微生物のバイオマスが重要になると述べている。多様性の高いマイクロバイオームは多様な抗体をつくるので、これはもっともな話ではある。しかし、プロバイオティクスが3種のワクチンのうち一種のみの効果を改善した理由はわかっていない。

それでも、ワクチン接種後のプロバイオティクス摂取はお子さんにとって良いことかもしれない。ある研究で、子ブタを急性胃腸炎の原因菌であるロタウイルスにさらし、その後ラクトバチルス・ラムノサスGGとビフィドバクテリウム・ラクティスBb-12を与えた(6)。プロバイオティクスを与えられなかった子ブタに比べると、これらの子ブタは下痢と腸の炎症がかなり軽かった。プロバイオティクスによって腸が安定し、ワクチンを受け入れる体の準備が整ったようだった。

1つ確かなのは、これらの研究が腸内細菌の組成がワクチンのはたらきに影響するという前提に立っていることだ。しかし現時点では、妊娠中にどのプロバイオティクスを摂取すべきか、あるいはワクチンに対する反応を改善するために赤ちゃんにどのプロバイオティクスを与えるべきかについて、一致した見解はない。とはいえ、この分野でも多くの研究が進行中である。

Question

60

子どもにインフルエンザワクチンを受けさせるべきですか？

答えはイエスだが、お子さんが接種に適した年齢に達していることが重要だ。インフルエンザワクチンは生後6か月以降なら接種可能だ。だが、3歳になるまで接種すべきでないものや、大人にならないと接種してはいけないものがある。お子さんにとって最善のスケジュールについては、かかりつけの医師に相談しよう。以上が原則だが、乳幼児はインフルエンザの深刻なリスクやそれにともなう合併症に免疫があるわけではない。子どものインフルエンザ罹患率は高いとはいえ、よく知られる症状（発熱、喉の痛み、疲労感、筋肉痛）はとくに乳幼児では気づきにくいことが多い。成人は体のだるさや頭の重さを感じるが、たいていの子は嘔吐や下痢をする。子どもが「細菌工場」であることはだれもが知る（いつもそう言われる）とおりで、インフルエンザの感染率が成人の2倍近い。小児のインフルエンザの合併症には、ウイルス性肺炎、細菌性肺炎、耳感染症、発作をともなう脳関連障害、死すらある。

インフルエンザは普通感冒（いわゆる「風邪」）と同じではない。原因となるウイルスが異なる。インフルエンザA型とB型は、風邪の原因菌であるライノウイルスとは異なる症状を引き起こす。インフルエンザにかかると、もうこの世から消えてしまいたくなるほどだ。風邪なら鼻汁が出る程度ですむ。

ある研究によれば、腸内細菌はインフルエンザワクチンの効果を高めるかもしれないという。[7]だが、これまでに得られている証拠は、よく実験に使われるモデル動物のマウスが対象だった。本書で何度か述べてきたように、マイクロバイオームのおもな役目は免疫系の刺激にある。腸内細菌が免疫系を刺激して、インフルエンザワクチンに対する抗体をより効果的につくるように仕向ける。残念ながら、免疫系を改善するためにどの腸内細菌を選ぶべきかを推奨する段階にはまだ達していない。今述べたばかりの研究では、大腸菌の特定の株を使ってインフルエンザワクチンに対する免疫系の反応を改善した。

結論として、あなたをふくめた家族全員がインフルエンザワクチンを接種すべきである。

第12章

清潔にしすぎることの悪影響

Question

61 細菌は怖いものではないのですか？

細菌が危険であるという考えは、長いあいだ社会通念として受け入れられてきた。私たちがこれらの微生物を発見したいきさつを考えれば無理もない。17世紀にはじめて初期の顕微鏡で観察されてはいたが、今では細菌と呼ばれるこれらの「微小な生き物」は、各種の疾患にかかわっていると19世紀に判明するまでさほど重要とは考えられていなかったのだ。

先見的で才気に満ちたフランスの科学者ルイ・パスツールが、細菌説を唱えたときにこの関係が証明された。彼は、微小な微生物の種子が空気中に浮遊していて、これが兵士の傷に付着して病気が起きると論じた。化膿した傷から出る膿は微小な細菌によって生じるというのだった。こうして150年というもの、細菌は怖いものだというほぼ普遍的な考えが定着した。健康でいるためには、細菌を退治しなくてはならないのだ。アメリカとヨーロッパだけでも、毎年何百万という人が細菌によって死んでいたことを考えるなら、これも当然かもしれない。細菌を殺したり、細菌から自分を守ったりする方法を見つけたいという願いは絶対的なものだった。この考えが当時とのちの人びとの意識に脈々と受け継がれていった。私たちは細菌皆殺しの社会を形成し、唯一良い細菌とは死んだ細菌のことだった。

皮肉にも、パスツールはこう書いている。「動物は微生物がいなければ生きていけない」。両者の運命はあまりに絡み合っていて分離することはできないのだ。これら2種の生物を分けることは、宿主――つまり、私たち――の死につながる。

この見方――人は細菌がいなければ生きていけないという考え――は、全面的に正しいわけではない。1920年代、科学者は完璧に無菌に保たれた特殊な箱でマウスを繁殖させる方法を発明した。マウスは無菌状態で生まれた。それは自然な現象ではなく、無菌マウスは現実の世界では生きていけない。その特殊な箱から出されると、空気中の細菌やウイルス、そしてマウスに触った人に付着している細菌がマウスにすぐにうつる。マウスはたいてい敗血症になって死んでしまう。それでも、その箱の中にいる限り生きていける（科学者は、微生物の移動そのほかの操作にかかわる多様な実験にこの無菌マウスを使う）。しかし、重要なのは次の事実だ。現実の世界では、生存は生後すぐに何兆個もの微生物を獲得できるかどうかにかかっているが、このことを実証したのがこれらの無菌マウスだった。新説が生まれた。「良い細菌」という急進的なアイデアである。

ちょうどそのころ、プロバイオティクス産業が誕生した。科学者の一部が、生きた微生物をふくむ食品が寿命を延ばすと主張しはじめた。それは、ある意味において細菌恐怖症との闘いだった。健康と発達を促進する微生物を利用すれば、この闘いに勝てるというのだ。

微生物に親しもうという世界観と、微生物を嫌悪する世界観は、すでに180年にわたって共存してきた。しかし、こんにちこの2つの世界観が融和しはじめた。微生物を嫌うばかりの戦略ではあまり芳しい結果は得られず、多くの思いもよらぬ結果になることを私たちは理解しはじめた。病原体は根絶しなくてはならないが、良い結果を得るには良い細菌を利用する必要がある。

だから、土は良い。土こそ生命の源なのだ。

Question

62

オムツにいる細菌が赤ちゃんに害を与えないでしょうか？

マイクロバイオームの観点から見てデータはないので、常識の範囲でお答えしよう。

水の消費とゴミにかんして言うなら、オムツは問題をはらんでいる。布オムツと使い捨てオムツのどちらが良いのだろうか？　水不足の土地に住んでいるなら、布オムツを洗うための水の環境コストは、使い捨てオムツを製造する工場での水のそれより多いかもしれない。

赤ちゃんの便に混じった微生物がどこに行くかについては、使い捨てオムツの場合は埋め立て地で、おそらくそこで地下水源と分離されるだろう。布オムツの場合は、トイレに流された人びとの大量の排泄物を処理するための下水処理施設がある（だから、近年コレラが発生しないのだ）。

お子さんの健康にかんして言えば、オムツなど新しい紙製品にいるわずかな微生物と、洗剤で洗ったあとも布オムツに残っているやはりわずかな微生物は、赤ちゃんの体から直接排泄される微生物に比べればあまりに少ない。つまり、赤ちゃんの便に勝るほどの微生物がオムツについていることは想像しづらいし、もしついていたにしてもすぐ別のブランドのオムツに切り替えればすむ。

Question

63

健康な免疫系とマイクロバイオームを持つ子どもを育てるにはどうすれば良いですか？ それは感染症や慢性病の予防とはちがいますか？

これは重要な問題であって、活発な研究が進められている分野だ。現在では、病気の予防と豊かな微生物環境との触れ合いのあいだで適切なバランスを取ることが必要と考えられている。このバランスは複雑で、本書の別の箇所でもこの問題について述べてきた。

お子さんにはワクチンを接種すべきだと私たちは強く確信している。ワクチンが、お子さんの免疫系を有害な病原体から守ってくれるからだ。では、ほかに何ができるだろう？ お子さんが季節性アレルギーや食物アレルギーにかからないために何をすれば良いだろうか？ 喘息などの病気はどうだろう？

できる限り、多様な微生物に出合うようにするのがいちばんだ。戸外へ連れ出し、動物と触れ合わせ、土、川、海で遊ばせる。お子さんが触りそうなものや、口に入れそうなものを何でも殺菌しないようにしよう。たとえば、地面に落ちたおしゃぶりなどが良い例だ。お子さんがいつも近くに置きたがる物を殺菌すると、のちに食物アレルギーにかかる率が高くなる。[1]

それにしても、土、イヌ、ロバなどに親しむと、なぜ健康な（強い）免疫が生後初期に獲得できるのだろう？

赤ちゃんは、母親の産道をとおるときにはじめて豊かな微生物の世界に出合う。子宮にいるあいだは、母親の体から胎盤をとおして一部の抗体を得る（これは受動免疫と呼ばれる）。赤ちゃんの体が自分で抗体をつくれるようになる前に危険な病原体を認識し、これと闘うための仕組みだ。予備的に得られている証拠によれば、これらの抗体の一部が赤ちゃんが初期のマイクロバイオームを形成して維持する手助けをしてくれるという。すべての抗体が免疫細胞に細菌を殺すように仕向けるわけではないのだ。一部の抗体は良い細菌を認識し、お子さんの体内の適切な場所にこれらの細菌を棲まわす。

生後まもなく、赤ちゃんは何千種もの細菌、ウイルス、真菌、原生生物（私たちと同じように核を有する細胞を持つが、動物でも、植物でも、菌類でもない微小な生物——ちょっと複雑なのだ）に遭遇する。赤ちゃんの免疫系はこれらの微生物について学ぶ——認識するようになる。微生物の一部はお子さんの自己防衛システム——マイクロバイオーム——の一部となり、免疫系を全面的な戦闘態勢に陥らせるアレルギー性タンパク質や化合物を分解する。また免疫系の食べ物となり、免疫系が過剰反応を起こさないようにはたらく化学物質もつくる。この協力関係はきわめて動的で、私たち研究者はその複雑性を理解しようといまだに奮闘しているところだ。

重要なのは、マイクロバイオームを早期に細菌にさらして発達をうながすことが免疫系の訓練になり、お子さんを急性疾患と慢性疾患から一生守ってくれるということだ。

Question

64 子どもを牧場に連れていくべきですか?

イエス。できるだけ早期に、しかもできるだけ頻繁に連れていってあげよう。牧場では、好きなだけ動物をなで、動物が嫌がらないようなら頬をすり寄せても良い。土、泥、粗土、埃、そこにあるもの何でも楽しませてあげる。干し草の中に寝転がっても良い。動物に手ずから餌をあげるのは楽しい。1つだけ注意すべきなのは、床の上に落ちている動物の糞を食べさせないこと。動物、とくにブタ、爬虫類、両生類は、病気の原因となる寄生虫や細菌を持っている(糞だけでなく皮膚にも持つ)。

私たちの祖先は特定の動物を家畜にした。イヌは狩猟と見張り番に、ウシは乳と肉に、ブタ、ニワトリ、ヤギ、ウマ、ネコはいろいろな目的で家畜にされた。家畜となって牧場、畜舎、家に入った動物が畜産農家の人びとの免疫機能を形成した。やがて、これらの動物は遠い親戚のあなたとあなたのお子さんの免疫機能も形成した。私たちは、こうして家畜を育てた人びとの子孫なのだ。

幼い子どもが動物に親しむとき、じつにさまざまな戸外の細菌にさらされ、発達中の免疫が訓練される。できるだけ牧場に行こうというのは、このためだ。

牧場で育った子どもは、喘息やアレルギーになる可能性が低い。[2] iPadを1日中手放さない子どもとちがって、外でよく遊ぶ子は花粉、植物、土、環境中の細菌にさらされる。この子たちもアレルギー反応を見せることは少ない。

興味深いことに、19世紀末にはイギリスやアメリカの上層階級で花粉症が流行っていた。しかし、動植物との接触が多い畜産農家の子弟はそうでもなかった。1990年代のスイスで、科学者が「牧場効果」を発見した。町で育った子どもと比べて、牧場で育った子どもは花粉症や喘息になることが半分ないし3分の1少なかったのだ。牛舎にたくさんいる微生物が牧場の子どもたちを守ったのである。[3]

私たちにも、思い当たる節がある。子どものころ、ジャックはラット、カメ、イモリ、カエル、ヘビ、ナナフシ、昆虫、イヌ、トカゲを飼い、アレチネズミを家の外のトンネルで飼っていた。ロブのテラリウムにはカエル、トカゲ、ヘビ、カメ、サンショウウオがいて、家族はニワトリ、ネコ、ラット（そう、わざわざ飼ったのだ）、イヌ、野外でつかまえたシカを飼っていた。当時はなぜそれが大事なのかは知らなかったが、私たちは動物のめずらしい細菌に親しんだ。

子どもを自然にさらすのが良いという考えは「衛生仮説」として知られる。研究仲間のエリカ・フォン・ミュティウスが信奉するこの説によれば、免疫系を効果的に刺激するには子どもたちの環境は「あまりに清浄すぎる」ことが多いのだそうだ。

科学者が衛生仮説を提唱しはじめたころ、子どもがアレルギーか喘息を発症する率と、その子の家から約1・6キロメートル範囲内に見つかる動植物種の数に明確な相関性が見つかった。どうやら、局所的な生物学的多様性が子どもの免疫経験を左右するように思われる。周囲にアレルゲンが少なければ少ないほど、子どもはアレルギーを起こすのだ。

エリカの研究では、接触した動植物の数ではなく、それらの動植物にいる細菌の種数が重要であることが示されている。こうした微生物の多様性が衛生仮説に信憑性を与える。動物が持つ広範な細菌種にさらされて育った子どもは、これらの細菌によって免疫が訓練される。細菌が多様であればあるほど良い結果が望めるのだ。

現在、免疫不全の人が少ない集団を探すと、家畜とまだ直接触れ合う機会のある人びとが見つかる。イヌに親しむ環境にある子どもは、そうでない子どもより喘息の発症率が13％低い。喘息治療にかかわる免疫学者の大半が、イヌを喘息の「原因」、ないしは少なくとも守ってくれるというより悪化させる要因と見なしていることを考えるなら、これは驚くべき数字と言える。同様に、牧場で育つ子どもは多くの似たような理由によって喘息の発症率が50％低い。

私たちがエリカらと行った研究では、この点を追認する多くの事例を見つけた。アーミッシュとフッター派の人びとは、テクノロジーを拒否して素朴な暮らしを選んだ、アメリカの二大宗教集団である。だが、両者には興味深いちがいがある。アーミッシュでは喘息の発症率が低いのに対して、フッター派の人びとではアメリカ平均の4、5倍だ。(4) 2つの集団間で唯一ちがうのはライフスタイルである。どちらも、多くの世代にわたって東欧で農耕によって暮らした同一の祖先の末裔で、遺伝学的に両者を分けるものは何もない。

では、何が起きたのだろう？　アーミッシュは家族の牧場で暮らし、子どもたちは牧場という環境と広くかかわりながら育つ。親と同じ場所ではたらき、ブタ、ウシ、ヒツジの世話をする。赤ちゃんのときも、両親が牧場ではたらくあいだ背中にくくりつけられていることが多い。

フッター派の子どもはこれとは異なる経験をする。文化と生活上の必要性によって、牧場に立ち入ることを許されない。フッター派は巨大な集団を形成して暮らし、家々が中央の牧場周辺に配置されている。毎朝、男性と14歳以上の少年は車で牧場に連れていかれ、家畜の世話をしたり畑地ではたらいたりする。アーミッシュに比べてかなり機械化を進めているとはいえ、それでもまだ喘息の発症率のちがいは原因がわからない。フッター派の子どもたちが早期に動物と触れ合わないことが、喘息になる率が高い原因であるように思われる。ヨーロッパの祖先は牧場のあらゆる細菌やアレルゲンにさらされ、その結果強力な免疫系を獲得したが、アメリカで生まれた子孫は子どもたちからこの経験を奪い取ってしまったのだ。

私たちは、研究で衛生仮説を検証した。喘息になりやすいマウスをこれら2つの牧場環境から採取したハウスダスト（家の中の埃）にさらし、喘息の発症率の変化を調べた。驚くことに、アーミッシュの家の埃と微生物にさらされたマウスは喘息から守られたのに対して、フッター派の場合はそうならなかった。

現代人の暮らしはとても快適だ。子どもは労働に駆り出されない。家事も最小限で、子どもたちは危険な病気から守られている。人間にとっていかにも好都合だ。公的な保健制度が、小児の死亡率を減らし、疾患の蔓延を防ぐのに大きな役割を果たした。清浄な水や良好な衛生状態は特定の病原体に対するワクチンとは目的が異なるが（ワクチンは危険な病原体に対する暴露を防ぐというより、暴露されたときに私たちを守ってくれる）、私たちの体は現実の世界にあるさまざまな危険から保護され、祖先が日頃慣れ親しんでいた無害な細菌や危険度の低い細菌にさらされることもなくなった。

だから、牧場に出かける、または――できれば――地元の農業やガーデニングの体験プロジェクトに参加することが大切なのだ。必要なワクチンを接種し、感染症の病原体にまつわる基本的知識（ブタの糞を食べない、生肉や腐った肉に触った手を口に入れないなど）を身につけていれば、お子さんは自由に環境を探検して汚れて良い。

Question

65

イヌを飼うべきでしょうか？

イエス。しかも、早ければ早いほど良い。イヌがいると、お子さんが夢中になってそっちに這っていくのに気づくだろう。人間はイヌと昔から長く共存してきたからだ。私たちは多様な犬種を生み出し、あらゆる形、色、大きさのイヌと親しんできた。

イヌを飼うのは、一種の共存と言える。私たちがイヌに餌、住まい、運動、愛情を与える。イヌはあふれる愛情を返し、交流、遊び、簡単な作業をこなしてくれる（玄関にだれか来たよ！　あのヒツジを連れてくるのは任せて。トリュフが欲しいの？　ぼくが見つけてあげる）。

だが、あなたは気づいてなくても、あなたとイヌのあいだには目には見えない関係もある。ワンちゃんが外から帰ってくるたびに、外の環境の細菌を連れ帰るので、赤ちゃんが出合う微生物の多様性と数が増える。心配するかもしれないが、これはじつは良いことなのだ。

お子さんの発達中の免疫系はこれらの細菌に親しみ、その恩恵を受ける。[5]

ある研究で、イヌから採取したラクトバチルス属菌を培養し、喘息にかかったマウスに与えたところ、マウスが喘息発作を起こす回数が減った。[6] イヌがいる環境で育った子どもが喘息やアレルギーを発症する率が13％低いのは、これと同じ理由かもしれない。[7]

先に触れたロブの研究室での実験では、子どもとイヌがいる家庭といない家庭の家族を合わせて60組集めた。[8] 17組は生後6か月〜18歳の子どもがいた。別の17組はイヌを飼っているが、子どもはいなかった。8組が子どもとイヌの両方がいて、残りの18組はどちらもいなかった。驚くことに、イヌを家の中で飼っている家庭では、カップルが共有する細菌数がかなり多かった。イヌが家庭内で細菌の拡散を助けるようだった。これらのカップルは、子どもがいるカップルより互いに共有する細菌が多かった。つまり、イヌがいると微生物の観点から見て2人は似てくるが、子どもがいてもそうはならない。イヌは、飼い主のカップルにとってマイクロバイオームの橋渡し役になってくれるのだ。

ジャックの研究室で行われたある研究では、家の外でネコを飼っている家庭でも、マイクロバイオームに同様の影響が見られた。[9] 室内飼いのネコ、外飼いのネコで影響にちがいがあるかどうかを調べた例はまだない。それでも、家の中で飼われているネコが私たちの免疫にさほど大きな刺激を与えないことを私たちは知っている。いずれにしても、どんな動物でも近くにいればお子さんが出くわす微生物の種類は増えるだろう。

このことは、考えてみればもっともと思える。イヌを家畜化した私たちの祖先は、暮らしの中に動物を取り入れなかった人びとより恩恵を得ていた。日頃からイヌと交流のあった人は、イヌが持つ細菌に適応した免疫系を発達させたと私たちは考えている。いわば、私たちはイヌに慣れていったのだ。ことによると、私たちはイヌの細菌に出合うことを前提とした体を持っていて、もし出合わない場合に一部の人が免疫不全を起こすのかもしれない。この仮説を証明したくともタイムマシンはないが、それを裏づける動物実験や人間の観察で多くの証拠が得られている。

Question

66

病院はどれほど危険な場所なのでしょう？ どの病院もスーパーバグの巣窟になっているのでしょうか？

ノー、すべての病院がスーパーバグの巣窟というわけではない。イエス、お子さんが病院に行くのは安全だ。

覚えておいてほしいのは、病院が基本的に危険な場所ではないということだ。病院のスタッフはそこに住んでいるに近いほど長時間過ごすが、危険な感染症にかかることはない。それでも、病院で生死にかかわる感染症を発症することはある。そのことは、だれでも知っている。ジャックの息子ディランは骨折と何度かの手術で病院に入ったことがある。もちろん、どの親でもそうだが、ジャックは頭の中で最悪のシナリオを考えずにはいられなかった。息子が感染症にかかる可能性はきわめて低いというあらゆる証拠があっても、心配するのを止められなかった。親なら当然だ。ディランが全身麻酔されるたび、ジャックはこの措置にまつわるすべてのリスク（死亡をふくめて）を理解していると書いた書類に署名することを求められた。そして、これまで受けた訓練と分別を忘れ、一瞬とはいえパニックに陥る。これも当然だ。人間はみなそうだ。

外科学の教授であるジャックは外科医とともに仕事するなかで、患者が感染症を起こして外科医が自分を責めるケースをたくさん見聞きしてきた。ところが、感染症の多くは外科医のせいで起きるわけではないという証拠がどんどん出てきている。問題は、手術中に起きるできごとにかんする知識のなさだ。

一例として、消化管の手術を考えてみよう。手術という医療行為が始まったころから、腸内微生物が患者の生死に影響することは認識されていた。腸内細菌が消化管から体内に漏れ、感染を起こすのを予防することが必要だった。もちろん、感染には気をつけるべきだ。しかし、この防御策を講じて抗生物質を用いたあとは、外科医は一般に周辺の微生物は無視し、患者の病変組織の治療に専念する。その後、感染症が起きると、外科医もほかのだれもが自分が何か失敗をやらかしたと思う。細菌を患者の体内に紛れ込ませたとか、きちんと最後まで縫わなかったとか。

今になってようやく、腸内細菌が手術で大きなストレスを受けることがわかってきた。患者の腸を切ったときに入ってくる酸素は、腸内に暮らす細菌の多くにとって有害だ。追い打ちをかけるように、体内に抗生物質が入ってくる。とどめは、体がストレスから回復しようと腸からリン酸塩（腸内細菌の餌になる重要な分子）を排除することだ。この最後の一撃ですでにストレスのかかった細菌は食べ物を失い、一部がどうにかして食べ物を手に入れようと画策しはじめる。縫い合わされたばかりの腸の部分に移動し、腸壁を食べはじめるのだ。(10) これが人間にとって悲惨な結果になる。

したがって、手術後の感染症を予防するには、手術時に腸内細菌が受ける影響を完全に理解することがきわめて重要になる。私たちは、ようやくこのことに気づきはじめた。

もしお子さんの主治医が手術を勧めたら、手術するリスク、しないリスクを天秤にかけることが必要になる。これには手術自体のリスクもあれば、お子さんのマイクロバイオームに抗生物質が与える影響もある。毎年何万人もが院内感染で命を落としている。毎日、患者25人に1人ほどが感染症にかかっているのだ。多くの患者は入院時にすでに病原体を体内に取り込んでいて、入院のストレスで病原体が力を増したか、既述の生存戦略が活性化した可能性がある。もちろん、患者が病院で病原体に感染することもある。すでに弱っている患者が感染患者または汚染された表面や医療器具などにさらされたような場合だ。しかし、病院はこの種の感染を予防する体制が整ってきている。それでも感染がまだ起きるということは、現在の戦略を考え直し、患者とマイクロバイオームの両方を治療する必要があるのかもしれない。

新生児集中治療室の環境を変えようという国を挙げた努力のおかげで、赤ちゃんの感染症罹患率は減ってきている。医師、看護師、スタッフは、あらゆるものを清潔に保つ努力を強化させた。たとえば、より頻繁に手を洗い、指輪など外界と接触するものを外し、感染症予防の指針に以前にも増して真剣に取り組む。その結果、2007~2012年のあいだで、中心ライン関連血流感染と人工呼吸器関連感染症の罹患率が50%以上減った。

Question

67 土を食べることは本当に子どもに良いのですか?

衛生仮説についてはすでに述べたとおりだ。牧場の家畜やさまざまな種類の植物にさらされると、アトピー、アレルギー性のくしゃみ、食物アレルギー、喘息、皮膚アレルギー(アトピー性皮膚炎)のリスクが減る。だから出かけられるなら牧場に出かけるのが良いし、市街地を走る地下鉄の細菌も心配することはない。

さらに、お子さんをお持ちの方に、田舎、郊外、市街地の公園などどこにいても心に留めておいてほしいことがある。お子さんには自由に土で遊ばせよう(食べても良い)。土壌は微生物の観点から見れば天国のようなもので、1グラムにつき10億個以上の細菌や、多くの真菌とウイルスをふくんでいる。そこの地面の周辺に動物の糞がたくさん落ちていれば話は別だが（あまりぞっとしない）、土壌にお子さんが病気になるような微生物は滅多にいないと安心していて良い。それは免疫系を訓練してくれる複雑な微生物群集のすばらしい源泉だし、これらの微生物にお子さんをさらす絶好の機会だ。

もちろん、お子さんの免疫系の機能が損なわれていたり、非常に弱って衰えていたりすると、その弱みにつけ込んで病気を重くするような細菌が土壌にまぎれ込んでいる可能性はある。それでも、その可能性は低い。

小児科専門誌『ピディアトリクス』誌で紹介されたある最近の研究によれば、小児が汚れた指を口に入れる行為には利点があるという。(11) ニュージーランドの研究者たちが、1972〜1973年にかけて生まれた約1000人を38歳になるまで追跡した。これらの人びとが5歳、7歳、9歳、11歳のとき、研究チームは両親に子どもたちが親指をしゃぶったり爪を噛んだりするか尋ねた。その後、13歳になったとき、イヌ、ネコ、カビ、埃、草に対する一般的なアレルギーの有無を調べた。すると、幼いときに「口に指を入れる癖」のあった子の38％にアレルギーがあったのに対して、そういう癖がなかった子では49％という結果だった。この研究は2つの現象どうしの因果関係ではなく相関関係を指し示すのみであるとはいえ、それでも興味深い。

親指をしゃぶる行為と、爪を噛む行為は、土を口に運ぶうまい方法だ。手の爪には150種以上の細菌が棲んでいて、その大半が爪床の下で土にまみれて繁殖している。子どもは手を汚す天才だから、親指は土を口に運んでくれるすばらしい手段だ。

Question

68 私は家を清潔にしすぎているでしょうか？風呂場はどのくらいの頻度で掃除するのが良いのですか？

家をどれほど清潔に保つことが良いのかにかんする判断は難しい。もちろん、生の鶏肉や洗っていない青果の表面にいる有害な細菌にはきちんと対処しなくてはならない。それに、風呂場を汚物と腐った糞の巣窟にしたくもない。そんなことにでもなったら、風呂場はひどい臭いで、目を覆いたくなるような惨状だろう。

しかし、過剰な清潔さが喘息とアレルギーをふくむ疾患群と関連していると言われる一方で、多様な微生物がいる家ではこうした疾患の発症率が低い。

清潔すぎる例と汚すぎる例については、もっと具体的な質問のところで述べたとおりだ。だが、いくつか規則を挙げておこう。ジャックのお母さんはいつもこう言っていたという。家は健康でいられるほどにきれいで、幸福でいられるほどに汚れているのが良い、と。病院や博物館のような場所に住みたいという人はいない。家はつねに人の気配がして、活気があり、温かみと快適さがある場所でなくてはならない。まず、カーペットに見苦しい染みや変な臭い（ペットのものなど）があるなら、スチームで掃除しよう。だが、「カーペットにいる細菌と病原体を退治する」ために定期的にスチームで掃除するのは、無意味だしまったく必要ない。

食事のあとの皿洗いは手でしよう。皿を高温の湯で洗っても細菌は死なないし、それはじつは良いことなのだ。食器洗い機をかならず使う家に比べて、手で皿洗いをする家ではアレルギーや喘息が少ない。できるだけ頻繁に家を換気しよう。春の大掃除みたいなものだ。埃を外に出そう。その埃はほとんどがあなたの皮膚の小片か皮膚から剥がれ落ちた細菌だ。窓を開けて家に呼吸をさせるのは良い。観葉植物を置き、ペットを飼おう。動植物は貴重な細菌源で、家が与えてくれる微生物を多様にしてくれる。

漂白剤はカビや染みを取るのに便利だが、あまり使いすぎないように。何でもかまわず漂白剤をかける必要はない。食物由来の危険な病原体が台所のカウンターにいそうで心配なら、アルコール除菌シートや石鹸水で拭くと良い。漂白剤を使う必要はない。あるときジャックは、ラジオ番組のインタビューでこれと同じ助言を繰り返していた。ふと後ろを振り返ると、自分の妻が漂白剤を使っているのが見える。彼が謙虚さの大切さを学んだのはそのときのことだった。

エアコンについては、ときどき電源を切って自然の換気をしよう。これでエネルギー消費を減らせるし（外気が暑すぎるのでなければ）、窓を開けて家の内と外の空気を入れ替えることができる。家で使うフィルターだが、10ドルほどするとても目の細かいフィルターはいらない。なるべく安い製品を買おう。それで家族に害がおよぶことはない。実際のところ、安価なフィルターは大きな粒子をとらえるので、本来のフィルターの機能を果たして送風ダクトを清潔に保ってくれる。
分別と常識をはたらかせよう。細菌恐怖症の人のように暮らさなくても大丈夫なのだ。

Question

69

子どもにしょっちゅう手を洗わせるべきですか？どれくらいの頻度で洗うのが良いのでしょう？

お子さんが病原体がいそうなものを触った場合には、石鹸と水で手を洗わせるのが良い。たとえば、病院から戻ったときとか、生の肉を処理しているカウンターの上を触ったときなどだ。

除菌シートや消毒シートを使う必要はない。どのみち、こうした製品の効果は誇張されている。抗菌製品より良いとされる、アルコール除菌シートにも問題がある。アルコールはお子さんの手を乾燥させるため、悪い細菌が棲みつきやすくなる。

つまり、食事の前に手を洗うのはお子さんにとって良い習慣であり、食物由来の疾患、排泄物・口腔由来の疾患、呼吸器疾患のリスクが大幅に減るだろう。実際、アメリカ疾病予防管理センター（CDC）によれば、良好な衛生環境によって下痢関連の疾患が約30％、風邪の約20％が予防できるという。

Question

70 薬用石鹸を使うべきですか？ 薬用ハンドソープはどうですか？

ノー。病原体が多い医療施設ではたらいているのでなければその必要はない。日常生活では、手を清潔にして体を健康に保つには石鹸と水で十分だ。[12]

2016年9月3日、アメリカ食品医薬品局（FDA）は処方箋なしで買える薬用石鹸やハンドソープにかんする最終決定を発表した。この日をもって、企業はトリクロサンをはじめとする特定の19種の成分を一種以上ふくむこのタイプの製品を製造、販売することができなくなった。トリクロサンは細菌の酵素と結合し、細菌の繁殖を防ぐ化合物で、長年にわたって膨大な数の製品に使用されてきていた。たとえば、石鹸、手の消毒薬、ボディウォッシュに使われてきたが、今後これらの製品からはこの成分を取り除かなくてはならない。さらに消臭剤、衣料用洗剤、化粧品、歯磨き粉、衣料、台所用品、家具、おもちゃ、プラスチック製品にも使われていたが、これらの製品には今後も使用を許される。トリクロサンは「有害な」細菌を殺すことで製品を安全にするはずだったが、もうおわかりのように、良い細菌まで殺すので好ましくないのだ（細菌を殺しても寿命は延びない）。

トリクロサンが、子どもの健康に有害かもしれないことを示す証拠はある。トリクロサンはホルモン機能を阻害する内分泌攪乱物質であるため、甲状腺、テストステロン、エストロゲンに影響を与えるとされるが、その証拠は一部の人が主張するほど強力ではないかもしれない。また、お子さんの腸内に棲む微生物を攪乱し、肥満、炎症性腸疾患、そのほかの行動障害や代謝障害を助長する。この物質は学習障害や記憶障害にもかかわっていると指摘されているものの、この指摘の証拠はあまり説得力がない。さらにこの物質は早産や低体重児とも関連があるとされた。胎児の発達期、幼児期、小児期と長期にわたってこの物質にさらされると、永続的な障害につながるかもしれないのだ。

近年トリクロサンをふくむ製品が増え、細菌が耐性を持つようになる恐れがあると科学者が指摘したこともあって、この物質の悪名が広まった。もちろん、抗生物質が効かないスーパーバグの出現に手を貸していると非難された。しかし、この懸念はじつは不正確だ。細菌はトリクロサンに耐性を持つようになるかもしれないが、この物質は臨床現場で抗生物質として使われてはいない。トリクロサンに対する耐性によって、医師が処方する抗生物質に対する耐性を細菌が獲得するという証拠はない。

最近になって、トリクロサンがマイクロバイオームに与える影響にかんする研究がいくつか発表された。最初の研究では、薬用石鹸にふつうの石鹸以上の効果は見られないという結果が得られた。ゼブラフィッシュにトリクロサンが入った餌をやった2番目の研究では、この餌を1週間与えられたゼブラフィッシュのマイクロバイオームには変化が見られたが、4日間与えた場合には変化がなかった。3番目の研究では、環境レベルのトリクロサンをファットヘッドミノー（北米産の淡水魚）に1週間与えたところ、マイクロバイオームの多様性に変化が見られた。トリクロサンの暴露を2週間止めると、この変化は消えた。4番目の研究は、ヒトのマイクロバイオームが対象だった。2群の被験者が、トリクロサンの入った製品と入っていない製品を、各々4か月使用した。4か月後、トリクロサンの入った製品を使った被験者群では尿のトリクロサン濃度が上がったが、便、口腔マイクロバイオーム、ホルモン濃度には変化がなかった。(13)

こうした研究結果のちがいにはいくつか理由が考えられる。魚にはトリクロサンの入った餌が与えられたが、ヒトはトリクロサンの入った製品にほんの短い時間触れるだけだ。体内に入った場合には、人体に蓄積することも考えられる。今後は、トリクロサンの影響が可逆的であって、永続的なものではないかどうかを調べることが必要になる。

トリクロサンは、アメリカ国民の75%の体内に入り込んでいる。検査で、人びとの血液、尿、母乳から検出されている。警戒を強めた欧州連合（EU）は、この物質をふくむ製品を2010年に禁止した。ミネソタ州も2年後に同じ措置を取った。2013年、アメリカ食品医薬品局は抗菌作用のある消費者製品の製造企業は2016年9月までに、自社製品が安全であることを証明しなければならないという規則を設けた。この結果、プロクター・アンド・ギャンブルは、ただちに自社製品からトリクロサンを排除した。

しかし、別の選択肢もある。アルコール除菌シートはトリクロサンをふくんでいない。だから手についた細菌を拭き取りたいと思ったら、これを使えば良いのだ。ところが、この種の除菌シートにかんする証拠は好意的なものも批判的なものも驚くほど少ない。アルコール除菌シートは有害な細菌を殺すことが証明されているとはいえ、病人を見舞った人や病気の子どもたちが大勢いる病院に行った人と接触があった場合にのみ使うほうが無難だろう。不要な場合にも除菌シートで何度も手を拭いていると、手を保護している自然な微生物群集まで死んでしまう。こうなると、悪い細菌があなたに、さらに赤ちゃんにもうつる。だから、実際にリスクがあると思われるような状況を除いて、ほかの抗菌製品と同じく除菌シートで手を拭くのは控えたほうが良い。

Question

71 抗菌発疹軟膏や除菌シートのような、赤ちゃん用の製品の選び方について助言をいただけますか？

一般に、大半の乳幼児用の製品は効果があることが検査で確かめられているが、長期的に見て赤ちゃんのマイクロバイオームに与える副作用は検査されていない。アメリカ食品医薬品局（ＦＤＡ）の規則に適合していない製品は、効き目を裏づける科学的な証拠はないことを覚えておこう。とはいえ、このことはその製品が効かないことをかならずしも意味しない。また、ある製品が安全であるかどうかを示す研究がなくとも、それが安全であることは意味しない。答えがないということは、その検査をするだけの価値がなかったというだけのことだ。

だが、購入できる製品の多くには副作用のリストがついているので、お子さんがどうしても必要とするのでなければ、使用前にもう一度検討すると良いかもしれない。たとえば、除菌シートは良いアイデアに思えるかもしれない。しかし、もしそれがトリクロサンをふくむ製品なら、アルコール除菌シートの使用を検討しても良いだろう。だが、このシートは赤ちゃんの皮膚を乾燥させる。

もっと良い選択肢は刺激の少ない石鹸と水だ。これで有害な細菌やウイルスを退治することができる。だから、お子さんが床に落ちていた汚いものを拾っても、心配することはない。石鹸と水で赤ちゃんの手を少なくとも20秒しっかり洗おう（アメリカ食品医薬品局は「ハッピーバースデイ」の歌を二度歌うことを推奨している。この歌の知的財産権はすでに消滅しているので、良心は痛まない）。カリフォルニア大学サンディエゴ校にあるロブの細菌研究所の研究者たちは、安全訓練で石鹸と水を使うことを教えられる。

1つ確かなことは、どの製品を信頼して良いかは判断が難しいということだ。ジャックのように、2人のお子さんを持つ人は、最初の子のときは子育てにかなり慎重で神経をすり減らす。だが、子育てに慣れると、2人目の子は真綿にくるむような扱いをしない。1人目が生まれたとき、ジャック夫妻は布オムツ、科学物質の入っていない天然水を使った。ディランが真菌感染症かオムツかぶれになったとき、夫妻は感染症を治すためにプロバイオティクスのヨーグルトまで使った。彼ならあなたにも同じことを勧めるだろうか？　そうかもしれない。しかし、2人目を授かったとき、夫妻は使い捨ての紙オムツと当時市場に出回っていた拭き取りシートなら何でも使っていた。それでもヘイデンは一度も真菌感染症にかからなかった。だから子どもは一人ひとりちがうのだ。つまり、特定のやり方をお勧めすることはできないので、自分の勘を頼りにすること、お気に入りの製品がどんな成分をふくむかをよく調べることを提案したい。

Question

72 子どもがうんちに触っても平気ですか？

子どもはよく便に触ったり、口に入れたりする。どれほど心配すべきかは、だれの便かで決まる。その子自身か家族の便であれば、お子さんはすでにその微生物に慣れている。だから、不潔に思えるけれども、おおらかに考えていて問題はない。家族以外の便でも、病原体がいなければ心配はない。実際、世界は「排泄物の薄い膜」に覆われていて、人の手によって剥がれ落ちて空中に舞い散る。極端な話、私たちはみなかつて恐竜の排泄物だった分子でできているのだ。このことを子どもたちに教えてあげると良い。

イヌの糞については、たいていのイヌの微生物はヒトの腸には棲みつかないし、この反対も成り立つ。だから、お子さんは大丈夫だろう。それでも、一部の寄生虫や疾患は種間でうつる。鞭毛虫、クリプトスポリジウム、多様な寄生虫、真菌、そしてサルモネラ属やカンピロバクター属などの細菌がそうだ。お宅のワンちゃんが健康であれば、お子さんがその便を口にしても心配しないように。

最大のリスクは、病人の便に手を触れたり口に入れたりした場合だ。その場合には、もし便が少し残っていたら保存しておき、病院で便由来あるいは血液由来病原体の有無を検査してもらおう（それまで冷凍しておくように）。しかし、一般的な毒物管理にかんする助言によれば、便は「毒性が低い」と見なされている（とても気色悪いけれども）、もし有害な細菌がいた場合には4～8時間で赤ちゃんに変化が現れる。だからその便が病気の人間か動物のものだと知っているのでない限り、家でお子さんを観察し、食べた物をもどしたり下痢をしたりしたら病院に連れていけばすむ。

Question

73

赤ちゃんを家族以外の人に会わせて良いのは生後いつからですか？

一般的には6～8週目からだ。新生児の免疫系は未発達で、よその人は家族にはない病気を持っているかもしれず、その場合には新生児の健康に影響があるからだ。

別のところで述べたように、見知らぬ人のマイクロバイオームがお子さんに有害である可能性はきわめて低い。どちらかと言えば、病原体をふくまないなら、その人物のマイクロバイオームは有益である可能性すらある。それでも、リスクはある。もしその人物がたまたま同じバスに乗り合わせた人で、生まれたばかりの赤ちゃんをあやしたいだけなら近づけないほうが良い。だがその人が友人の家で出会った人なら、その人に赤ちゃんを抱っこしてもらってもおそらく大丈夫だろう。

生後すぐのころには新生児の反応は限られているので、もし感染症にかかっても手遅れになるまでわからないかもしれない。症状はたいていあいまいで、苛立っていたり、授乳がうまくいかなかったり、呼吸が不規則だったり、泣いたり、そのほか赤ちゃんの普段の行動がすべて当てはまる。重い感染症でも発熱しない場合もある。だから赤ちゃんを連れて外出したあとは、問題が起きないか注意深く観察し、問題があってもその徴候がとてもわかりづらいことを覚えておこう。

Question

74 子どもは学校で友だちから悪い微生物をもらってきませんか?

お子さんは、たしかにほかの子どもや学校の職員と微生物を交換している。悪い微生物より多くの良い微生物に出合っているかどうかは、まだ議論の最中だ。私たちもふくめて、これは親ならだれでも経験することだが、幼稚園は感染症の掃き溜めのようなものだ。子どもは、風邪、インフルエンザ、水痘、理由のわからない発疹、シラミなどのぞっとするようなものをもらって家に帰ってくる。廊下を駆け抜ける子どものような速さで、こうした病気はほかの家族にも広がっていく。

ジャックは、息子たちが学校ではじめてシラミをもらってきたときのことを鮮明に覚えている。彼は会議でインドにいて、妻のキャサリンは気も狂わんばかりだった。キャサリンが息子の服を煮沸し、家全体を殺菌し、あらゆる洗剤や毛すき櫛でシラミの卵を取り除いた話を聞いて、彼は遠くで妻の気持ちを思いやった。長時間のぐったりするような飛行機旅でやっと家に戻ると、玄関に入ったとたんに服を全部脱ぐように求められた。すべての服が煮沸消毒され、彼本人もシラミシャンプーで体を洗わされた。ジャックはこれほど厳重な駆除をしなくてはならないことにとても困惑した。シラミが家に入ってきたときに、彼は家にいなかったからだ。しかし、キャサリンはどうしてもそうするようにと言って一歩も譲らなかった。まだ時差ぼけした頭で、彼は言われるがままにした。

とはいえ、ジャックの子どもたちが学校から急性疾患をもらってくることは滅多にない。おそらく、子どもたちが通っている学校は、病気の子を登校させせないという厳しい規則を設けているからだろう。たとえば、子どもが何だか体が熱いと言えば、その子をほかの子から離しておくようにという電話が親にかかってくる。息子たちがこの規則を逆手に取って学校をずる休みしたのは、一度や二度ではないとジャックは確信している。

ところで、これらの小規模なエピデミックはそれほど厄介なのだろうか？　私たち２人は、お子さんを良いものも悪いものもふくめて、なるべく多様な微生物にさらすようにと助言してきた。もちろん、悪いと言っても、長期にわたって健康を害するほど悪い微生物はもってのほかだ。風邪をひくのと肝炎にかかるのとでは、免疫系発達の観点から見て天と地ほどのちがいがある。

学校という環境では感染症との接点は避けられないので、これについて思い悩まないほうが良い。たいていの感染症には自ずと限界があるし、必要なら高度な医療も受けられる。海外からの生徒が見知らぬ病気を学校に持ち込むのではないかと心配しているなら、その必要はない。アメリカの出入国管理制度では、アメリカ入国時に子どもにワクチンを接種したことを証明しなくてはならないのだ。また重要なのは、お子さんが見るからに具合が悪そうでなければ、重い感染症にかかっている可能性はとても低いということだ。

豊かで多様な微生物との出合いについて言えば、お子さんが外国からの子どもと長期にわたって交流すれば、マイクロバイオームの多様性が改善し、これが思わぬ健康上の恩恵につながるかもしれない。それに、新しい言葉を覚えるチャンスにもなる。

Question

75

私は職場からばい菌を自宅に持ち帰っているでしょうか?

人間は1人1時間あたり3800万個の微生物をまき散らしている。つまり、だれかと直接話したりしたなら、あなたは間違いなくその人の細菌を拾っているのだ。[14] つまり、やはり職場から細菌を持ち帰っている。いや、どこへ出かけてもその環境の微生物を持ち帰っているのだ。だが、その微生物が悪いかどうかはまた別の問題だ。死体安置所や病院など恐ろしい病原体を扱う職場に勤めているのでない限り心配はない。そうした施設に勤めているなら、両手を丁寧に洗い、必要に応じて家族に会う前に消毒するのが良いだろう。

ジャックは研究人生をとおして微生物研究室ではたらいている。危険な微生物が潜んでいるかもしれない職場は、長男を授かるまで問題にならなかった。だが、夫が研究中の微生物が家庭に入り込むのではないかとジャックの妻が心配した。もし実際にそれが起きたのだとしても、実害があったためしはない。それでも、病院でもないのにときどき緑色の医療用ユニフォームを着ている自分のような人間を、周囲の人はどう思うのだろう、とジャックは考えることがある。医療用ユニフォームは、昨今噂の的になっている危険なスーパーバグにまみれているにちがいないと疑われている。病院なんて危険な場所だよね？　まあ、そうだ。でも、大勢の人にうつってだれかを病気にするような致死性の病原体で汚染されたユニフォームを着た看護師が、そのあたりを歩いていることはまずありえない。

実際のところ、危険な微生物がいる可能性のある病院、実験室、食肉処理場のような場所には、いずれも自分と周囲の人のために従業員が守るべききわめて厳しい安全規則がある。

見知らぬ人の細菌は、子どもに悪いのではないかと聞かれることはよくある。本書では、人びとのあいだで、細菌がかなり自由に移動していると述べてきた。では、外部の人をお子さんに近づけるべきだろうか？　職場にいる「汚い」人の「汚い」微生物で「汚染された」のではないかと気を揉む心理もわからなくはない。しかし、人に棲みついている細菌はみなとても一般的なものだ。実際、個々人が持つ細菌によってその人を特定できるし（ジャックもロブも深い興味を抱いている微生物法医学の分野につながる）、皮膚由来の微生物がヒトのものかどうかもわかる（イヌ、サル、魚類などの微生物と比較する）。だから他人の細菌について思い悩むことはない。それは、たいていあなたと同じ一般的な細菌なのだ。

そう気づいたことで、ジャックは公衆トイレに対する嫌悪感が消えた。以前は、他人の排泄物がとても汚く思えたものだった。彼はそういうものをひどく嫌っていた。臭いを嗅いだだけで、見たくもないような人が、知りたくもないようなことをしている図を想像してしまうのだ。しかし、大半の伝染病が根絶された現代社会では、そういう人やあなたが――微生物学的に言って――トイレで危険なものに出くわすことはあまりありそうにない。早い話が、彼の目に映っていたものは、トイレに出入りするヒトの皮膚から剥がれ落ちた細菌だけだったのだ。[15]

コロラド大学で同僚と一緒にはたらくロブは、学生寮の個室トイレで細菌がいそうな場所をすべて調べた。サンプルの採取はほぼ問題なく終わった。早朝にトイレに行ってサンプルを集めるのだ。ただ採取前と採取中にだれもいないことを確認する。もちろん、トイレに鍵がかかっていると文句を言う学生はいた。ある日、トイレのドアにこんなメモが貼ってあった。「女子学生諸君、男子トイレに入らないように！」

排泄物由来の細菌の分布はおもに個室トイレに限られていて、トイレシート上にいるのはほぼヒトの皮膚から落ちた細菌だった。公衆トイレが実際に汚れても（だれもがそういうトイレを見たことがある）、きちんと掃除すればどこにでもある古いトイレほどにはきれいになる。それでも、トイレを使えばかならず汚してしまうような人がいることにジャックは我慢がならない。たとえば、トイレの床にペーパータオルが落ちていたら、彼はきちんと拾ってゴミ入れに捨てる。

Question

76

床に落ちたものを食べても大丈夫ですか？ 落ちてからどれほど時間が経ったら子どもに食べさせてはいけないのですか？

5秒ルールによると、地面に落ちた食べ物やナイフ・フォーク類は、落としてから5秒以内に拾えばあまり細菌に汚染されていないという。これは良い話にも思えるが、けっして正しくはない[16]。食べ物、スプーン、おしゃぶり、小さな指がいったん何かの表面に触れてから口に入ったとすると、その表面にいた細菌も食べてしまうことになる。その表面が湿ったり粘ったりしていると（バターやジャムが塗ってあるトーストなど）、もっとたくさんの細菌を拾うかもしれない。

それにしても、ここで問題になるのは何だろう？　床に落ちたものは絶対に食べてはだめだと子どもに言い聞かせるべきだろうか？　気色悪いという感覚が問題なのだろうか？あるいは、病原体の存在を心配すべきなのだろうか？

床から何を拾ったか、そしてその床がどういうものかによって答えは大きくちがってくる。お子さんが腐りかけた食べ物をなめていたら、なるべく早く手と口から取り上げて細菌感染の徴候を見せないか見守るべきだろう。このことはかならずしもお子さんが病気になることは意味しないが、おもちゃのトラックをなめたときより病気になる確率は高い。ちなみに、おもちゃのトラックでは喉をつまらせる可能性がある。もし居間の床から何かを拾ったなら、その床はかなりきれいだと確信できる。けれども、それが薄汚れた路地の表面なら話は別だ。常識をはたらかせよう。

ひと口食べるごとに、赤ちゃんは微生物によって免疫系を訓練されている。何でも口に入れる赤ちゃんの反射行動は、マイクロバイオームを早期に微生物にさらすために進化したのかもしれないと思えるほどだ。もちろん、この説を裏づける証拠があるわけではないが、これまでに得られている証拠に合致している。

Question

77

地下鉄にはペストや炭疽病を起こす微生物がいると聞きます。子どもを地下鉄に乗せて大丈夫でしょうか?

安全だ。そのわけを説明しよう。「建造物環境」、つまり家屋、オフィスビル、病院、そのほかの公共空間にいる微生物の調査が進行中だ。これについては、空調、家屋の清浄度、皿洗いなどの節ですでに述べた。要するに、建造物環境にはたいてい人間の体から剥がれ落ちて、コンクリートや乾燥したカーペット、テーブルの表面、タイルの床など、生きづらい砂漠のような場所で死んだ微生物の死骸がある。水分、栄養素、棲み処と呼べる場所がなければ、これらの微生物は死ぬしかない。死ななかった微生物は人びとのあいだを行き来するが、伝染病を起こすほどの数が集まっている表面はきわめてめずらしい。例外は、伝染病患者を収容している病室である。とはいえ、たいがいの病室は外界から隔離されている。医療関係者でもなければ、そういう病室に足を踏み入れることはあまりないし、医療関係者は自分を保護する術を知っている。

しかし、ある細菌研究によってニューヨーク地下鉄でペストと炭疽病の証拠が発見された。[17]ところが、この研究は間違っていた。後日行われたデータの再解析と、ボストン地下鉄の新たな研究では病原体は見つからなかったのである。見つかったのは皮膚由来の微生物だけで、その大半は死んでいて、広範な環境に適応できるジェネラリストと呼ばれる種類だった。[18]地下鉄は家庭の居間と変わらないほど安全なのだ。実際、地下鉄にいた抗生物質耐性菌の数は、平均的なヒトの腸内より少なかった。細菌群集はどれも抗生物質に対する耐性を持っているが、それは自前の抗生物質でほかの細菌を殺そうとする細菌がいるため、これと闘う必要があるからだ。地下鉄にはこうした細菌はほぼ発見されなかったし、いずれにしても大半の細菌は死んでいた。

さて、問題の根はこうだった。環境から分離したDNAの解析では、未知の細菌群集のDNA配列を既知のDNA配列（微生物はそれ自身のDNAを持っていて、ここで述べているのは環境中に残されたヒトのDNA配列ではない）のデータベースと比較する。しかし、微生物はきわめて多様なので、たいてい膨大な数のDNA配列が得られる。これらのDNA配列はデータベース中の既知のDNA断片に類似していたり、まったく異なっていたりする。しかし、正体の知れないものの存在を報告するのはあまり刺激的ではないため、研究者はとかくデータの中に「物語」を見つけようとしてしまう。幸いにも、ほかの研究者が彼らの発見を再現できなければ、科学界が立ち上がってこの発見が間違っている可能性を指摘することがほとんどだ。

ロブが好んで紹介してくれるのは、青果からサルモネラ菌を検出するために解析データを使った例だった。[19] 収穫したトマトに病原体の証拠はなかったのに、驚いたことに根や葉から採取したサンプルからセキショクヤケイ、ハツカネズミ、カモノハシの遺伝子が発見されたのだ。おい、ヒトの腸からカモノハシの遺伝子が見つかったぞ。もちろん、トマトの葉の上やヒトの腸内にカモノハシがいるわけはない（だれかがカモノハシを食べたのでなければ）。こんなことが起きるのは、発見されたDNA断片すべてに名前をつけようとして、研究者がこんな突飛なものを発見したと言い出すからだ。もちろん、これは単純ミスだ。

だから、読んだものすべてを信じてはいけない。私たちがこの本を書いた重要な理由はまさにここにある。世の中には大量の情報が氾濫しているので、その中から信頼しても良い証拠を選び抜いて提供したかったのである。

Question

78

食後の皿洗いは食器洗い機でするべきですか、それとも手で洗うべきですか？ 微生物の観点から見てどちらが良いですか？

手で洗うほうが食器洗い機より良いと聞くと驚くかもしれない。[20] その理由は、例の衛生仮説だ。旧式の食器洗い機の多くは皿を洗ったあとに加熱して乾燥させるため、たいていの細菌が死んでしまう。しかし、日常生活で出合う細菌は少ないより多いほうが良いのだ。

一方で、温かい湯と手で皿を洗っても細菌は死なない。ただ目に見える料理の残りかすを洗い落とすだけだ。つまり、手で洗った皿には多くの微生物が残っていて、それがお子さんの免疫系を刺激して訓練してくれるのだ。スウェーデンの2つの町で行われた研究で、皿を手で洗う家の子どもはアレルギーにかかる率が低いことがわかった。しかし、この研究では皿を手で洗ったことが原因でアレルギーのリスクが減ったということは証明されていない。どちらの現象も同じ家庭内のほかの要因によって変わりうるからだ。

食器洗い機が微生物への暴露を減らし、その結果としてアレルギーを増やすことを証明するには、人びとの生活に立ち入らなくてはならない。食器洗い機を使っても良い人と、そうでない人が出る。研究は対象の人が気づかないように実施し、しかも何千人もの人に参加してもらうのが理想だ。そんなことはほぼ不可能だし、途方もなくコストがかかる。これが、いつでも何にでも答えがあるとは限らないまさに典型的な理由であり、往々にして相関性研究に頼らなくてはいけない場合があるという理由でもある。

それに、エネルギー消費削減のために、昨今の食器洗い機には熱風乾燥工程がなく、乾燥後に皿に水が残らないようにするために化学物質が使われる。この乾燥仕上げ剤が細菌に与える影響はわかっていないが、皿を過度に乾燥させるので多くの細菌が死ぬのかもしれない。

最近、ジャックが熱風乾燥工程のない新型の食器洗い機を買った。エネルギー消費が減ると喜んだものの、皿を乾燥させるための乾燥仕上げ剤に少し抵抗があった。この仕上げ剤は水の滴を小さくするので、水が蒸発しやすく皿やナイフ・フォーク類に残りにくい。こうした化学物質の多くは濃度が高いと副作用があることが知られている。たとえば、乾燥仕上げ剤を飲んではいけない。仕上げ剤がマイクロバイオームに悪影響を与える（とくに、食器を洗ったあとに）という証拠はない。それでも、ジャックは文献をあれこれ調べている。食器洗い機は便利だが、もし問題があるとわかったその時点で、子どもたちと皿を手で洗うつもりだ。

Question

79 子どもをどれくらいの頻度で風呂に入れるべきですか？

小児のマイクロバイオームと風呂の頻度にかんする研究はない。免疫系とマイクロバイオームに関連するアトピー性皮膚炎の場合でも、最適な風呂の頻度と入る時間の長さについて保健当局による一貫した推奨はない。

ある研究で、風呂の頻度が高い子どもは喘息になる率が高いことがわかった。[21]しかし私たちは、小児の風呂の頻度と、喘息、アレルギー、マイクロバイオームにかかわるそのほかの病気との関連を裏づける疫学的証拠を得ることはできなかった。衛生仮説に対する興味が昨今高まっていることを考えれば、このことは興味深い。

アメリカ国内の諸都市では、水道水に塩素が大量に添加されている。熱い風呂に入ると眠くなる理由の1つがこれだ。熱い湯が放出する塩素を吸うので鎮静効果につながるのだ。塩素が赤ちゃんの皮膚のマイクロバイオームを攪乱する可能性はある。しかし、実際にこれが起きているかを調べる検査は行われていない。

ジャックの息子たちは風呂が大好きで、浴槽でふざけて長時間過ごす。どちらも目立った皮膚の病気はない。ジャックと夫人も、しばらく2人だけの時間を過ごす風呂が好きだ。ジャックは、水道水から塩素を取り除いて、水質を「改善する」水道水処理機を買おうと考えたこともあった。だが、けっきょく買わなかった。家族のだれかが長風呂したために副作用があったとも思えなかったからだ。

ロブの娘も水が好きだ。風呂でも、プールでも、海でも。彼は娘のために塩素を取り除こうとしたことはないが、ときどき心配することはある。ロブの家では冷蔵庫に水フィルターがあるものの、夫妻はどちらも娘が水道水をそのまま飲もうとしてもそのほうが便利なら止めない。

Question 80

公共の場所にある**噴水式の冷水器**は大丈夫ですか？ 子どもに**水道水とミネラルウォーター**のどちらを飲ませるべきですか？

私たちの知る限り、先進国なら、噴水式の冷水器の水を飲ませてもリスクはない。しかし、水道水とミネラルウォーターはそれぞれにリスクがある。

ビスフェノールAについては先に述べた。この物質は子どもの発達（マイクロバイオームをふくむ）にかかわっている。多くのプラスチック製品には使用されなくなったが、まだプラスチックボトルに使われている。つまり、ボトルに入った水にはリスクがあるのだ。

公共の場所にある噴水式の冷水器については、水道水の多くが高濃度の塩素そのほかの鉱物をふくみ、これらの物質がお子さんのマイクロバイオームに悪影響を与える可能性はある。しかし、これが問題となるのは、水道水を大量に飲んだ場合だ。

結論を言えば、ジャックとロブは子どもたちが噴水式の冷水器の水やミネラルウォーターを飲んでもかまわないと思っている。子どもたちはどちらの水もよく飲む。潜在的なリスクがあるにせよ、脱水症のほうがもっと怖いからだ。

Question

81

子どもがヘビに触りました。ヘビには危険な細菌がいますか？

私たちは、どちらも幼いときにヘビを飼っていた。私たちに限って言うならば、ヘビに触って病気になったことはない。6歳のとき、ジャックはヤング・ハーペトロジスト（イギリス爬虫両生類学会の下部組織）の会員となり、爬虫類と両生類を飼う場合の注意事項についてできる限り探ろうとした。たとえば、これらの生き物が何を食べるか、どんな環境が好きか、どうすれば楽しませられるか、などを知りたかった。彼にとって、ヘビが幸せでいることがいつでも大切だったのだ。思い出してほしいのは、当時はまだグーグルができる前だったことだ。だから、情報を得られるのはおもに図書館か学会のニュースレターだった。彼が飼っていたのはたいていガーターヘビで、このヘビが自分の家の周辺という野生下で生きていられるのが不思議だった。イリノイ州では、このヘビはよく草原でひなたぼっこしているので、ジャックはつかまえて息子たちに見せるのを楽しみにしている。あとで野に放してやる。

6年前、ロブはビルマニシキヘビの腸内マイクロバイオータにおける食後の再構成にかんする論文を発表した。[22] この堂々たるヘビはじっと餌がやってくるのを待ち、ほんのときたま大きな動物にありつく。ロブは、こんなことができる動物はどんな腸をしているのか知りたかった。ニシキヘビが大きな動物を食べるのは基本的に激しい運動であって、心臓や肝臓など体内の諸器官が急激な変貌を遂げる。重さが30～40％増えるのだ。ロブは、同じことがマイクロバイオームにも当てはまるのか興味があった。餌を食べていないあいだ、ニシキヘビの腸はとても小さくなり、マイクロバイオームを構成する細菌は腸壁を餌にする種が多くなって、細菌の総数がきわめて小さくなる。ラットを飲み込むと、ヘビのマイクロバイオームは完璧に構成を変え、フィルミクテス門の細菌など繁殖の速い細菌が増える。細菌群集は太ったマウスのそれに似てくる（ほかの研究で見たことがある）。

つまり、種の異なる動物のマイクロバイオームでも、極端な食習慣に対して同じような反応をするのだ。ロブと共同研究者たちは、繁殖した微生物が元々ラットのものだったかどうか確かめたかった。このためには、彼らはラットのサンプルをヘビがするように入手する必要があった。つまり、ラットの全身のサンプルを得なくてはならない。そこで、ハイパワーブレンダーを買い込み、ラットを丸ごと細かく砕いてから、すべての微生物を採取した。その結果、ヘビの腸内微生物の大半は元々ヘビ自身のもので、ラットを消化する必要が生じてにわかに増殖したことがわかった。

いずれにしても、ヘビそのほかの爬虫類にはサルモネラ菌がいる可能性がある。私たちは、ヘビがいた場所の水を飲んだ子どもがサルモネラ菌に感染した例を知っている。もちろん、ヘビに直接触ったほうが感染する率は高い。これは常識の範囲内だろう。野生動物に手を触れたら、かならず手を洗わなくてはならない。ヒトにうつる危険な病原体（エボラ熱、サルモネラ症、インフルエンザなどの病原体）を持っているかもしれないからだ。

したがって、子どもがヘビを飼っていたり、ヘビに出合った可能性があったりする場合には、その子が下痢をしないか見守っていよう。下痢をした場合には、サルモネラ菌に感染したかもしれないと医師に伝えよう。

一方で、動物のマイクロバイオームにさらされると、お子さんの免疫系は訓練され、免疫関連疾患の予防になるかもしれない。それでも、その証拠はまだないことを述べておこう。あるのは、ヘビ愛だけだ。

Question 82

旅行は子どものマイクロバイオームにどんな影響を与えますか？

旅行がマイクロバイオームに与える影響についてわかっていることは、大半が成人にかんすることなので、小児には当てはまらない。小児は弱い立場にあるので、小児対象の研究はとくに倫理面で批判にさらされることが多いため数が少ない。研究対象がとくに小児と定まっている場合を除けば、初期的な研究は成人のボランティアを対象に行われる。とはいえ、微生物どうしの相互作用と微生物と人体の相互作用は、年齢にかかわりなく共通点が多い。とくに旅行にかんする限り、小児で観察された傾向は、成人相手に得られた微生物の証拠にもとづく予測と合致する。

地球上のすべての生命体の営みは、地軸周りの地球の自転による太陽光の日ごとの変動によって決まる。この現象によって生物の体内に生物時計が生まれた。環境変化によって時間を予期し、時を刻む体内時計である。微小な微生物から巨大なクジラまで、すべての生き物はこうした体内時計を持つ。

ヒトでは、脳内に主時計があり、諸器官、組織、そして代謝、行動、免疫を制御する体内の各部位に数十個の末梢時計がある。私たちが自分は健康だと感じ、そのまま健康でいつづけるためには、これらすべての時計が同期していなくてはならない。

私たちの腸内微生物は日内変動しているが、光に反応しているわけではない。微生物は食物と食事のタイミングに反応している。あなたの習慣に応じて、異なる種の細菌が異なる時間帯に繁殖し、異なる代謝産物を放出する。これらの分子は肝臓内の概日時計遺伝子にはたらきかけ、代謝を残りの身体部位と同期させる。こうして、時差ぼけが生まれる。

いくつかの時間帯を越えて旅すると、主時計と末梢時計の同期が外れて平衡状態が崩れる。脳内の主時計への窓になる目が、本来とちがう時間を刻んでいるからだ。だがほかの器官（肝臓、腎臓、腸など）の時計はまだこのメッセージを受け取っていないため、あなたの身体は寝ているのに目覚めていて、目覚めているのに寝ているかのように機能しつづける時差ぼけになる。小児も成人も同じことを経験する。

最近の研究によれば、脳は新しい時間帯にすぐに適応するが、腸内微生物はそれほど速く適応できない。[23] 腸内微生物のリズムは食べ物が体内に入ってくるタイミングと、残りの体内時計が調整する免疫信号とホルモン信号によって制御される。つまり、微生物はリセットされないのだ。こうして微生物のリズムが異常になり、微生物が放出する化学信号が体内の混乱にさらに拍車をかける。

一部の研究では、これらの混乱した化学信号——とくに肝臓に送られる信号——が、夜間就業者に起きる体重増加に関与すると考えられている。夜間というふつうと異なる時間にはたらいたり、つねに時間帯が変わったりすると、同じカロリーを摂取しても体重が増える。

現在では、時差ぼけ、あるいは概日リズムの崩壊が腸内マイクロバイオームに影響することを示す動物実験によって、こうしたできごとの連鎖の詳細が解明されてきている。身体は相互に強力につながった単一の系であり、一部がマイクロバイオームのリズムを壊してしまうと——時差ぼけのときのように——身体の残りの部分にも累がおよぶ。

同様に、高脂肪・高糖質食に偏っていると、マイクロバイオームのリズムが狂ってしまい、これも体重増加につながる。[24] 不健康な食事ばかりしていると、脳は朝だと思っているのに肝臓は正午だと思う。

しかも、旅行中は普段よりたくさん食べる。とくに、ジャンクフードを口にする。まさに、そのとおり！　だれだって旅行中はそうだ。とくに、子どもと一緒なら。ジャックとキャサリンは毎年、息子たち（それからイヌたち）を連れて、マサチューセッツ州のウッズホール研究所目指して総行程1600キロメートル超の旅に出る。ジャックは、この研究所にある実験室で毎夏1か月にわたって研究する。ジャック一家はこの旅を17時間という強行軍でこなす。明らかに、ゆっくり座ったり健康的な食事をしたりする時間はない。とくに道路の両側に並んでいるような類いのレストランでは、そんなことは望めない。だから、食事にいろいろ規則を設けていても思うようにはいかない。

すでに指摘したように、高脂肪・高糖質の食事では炎症を起こしやすい細菌が増える。だから、旅行中は気づかないうちに炎症を起こしているかもしれない。よく言われることだが、長時間運転すると口内炎や胃腸の不調に見舞われることがある。たぶん不健康な食事のせいか、長く座りつづけたせいだろう。証拠は弱いとはいえ、こうした要因によって炎症性の細菌が増殖して炎症が全身に広がり、口内炎につながった可能性がある。

では、どうすれば良いのだろう？　科学的に証明された対策というものはないが、私たち一家は長旅のときには常識をはたらかせる。お菓子を果物に替え、炭酸飲料ではなく飲料水をたっぷり持っていく。それでも、ときにはファーストフードのレストランしかないこともある。そんなときは、それも受け入れる。

***

旅行者のマイクロバイオームに対する脅威と言えば危険な病原体だ。世界のどこを旅しているかにもよるが、病原体、とくに下痢を起こす病原体に感染することは多い。ときには、こうした病原体を腸から締め出すのが難しいことがあり、その場合には腸内の微生物群集が炎症誘発性になる。感染症から回復してずいぶん経ったあとでも、軟便や過敏性腸症候群になるのはこのためだ。

世界の多くの地域では、細菌が食物や飲料水にたやすく侵入する。もちろん、ミネラルウォーターやソーダを飲み、屋台の食べ物や皮をむいた果物を避け、氷を口にしないようにすることはできる。しかし、私たちの同僚の1人はインドでスイカを食べてコレラになった。農民がスイカに地元の水を注入して重くしていたのだ。それで農民は高い金を得て、私たちの友人は重い病気になった。

ジャックが旅行者下痢症にかかったのは生涯でたった二度だ。最初はペルーのクスコの屋台で焼いたモルモットを食べたときだが、きっとあれはただの食あたりだろう。二度目は中国でのことで、ジャックと夫人の下痢は数週間も続いた。腹具合が良い時期があったかと思うと、腹痛と軟便が戻ってくるということが繰り返し起きた。

下痢にはいくつかの理由がある。いつもとちがう食事をすると、マイクロバイオームが攪乱され、腸が日和見病原体の侵入に弱くなる。日和見病原体が体内に入ってくると、微生物群集がバランスを崩し、病原体が死んだり免疫機能に負けたりしたあとでも、この攪乱の影響が数か月後になっても残っていることがある。

ちなみに、中国の面白い話があるのでご紹介しよう。かつて国内の遠い地域に旅すると き、中国の役人はかならず自宅周辺の土を壷に入れて持参した。遠い目的地にたどり着いて旅行者下痢症にかかると、その土を少々取り出し、水に混ぜて飲んだという。これが下痢の治療だった。思うに、これには何らかの根拠があるのではないか。もちろん、それを裏づける信頼できる証拠があるわけではない。だが、自分が生まれ育った環境の細菌に出合うことで、マイクロバイオームが侵入してきた病原体の攻撃から回復するのかもしれない。もちろん、これらの土壌中の細菌はどれも腸に定着することはできないが、処方箋なしで買える多くのプロバイオティクスと同じく（こちらも腸に定着することはない）、免疫系が感染症との闘いにこれらの細菌を必要としているのかもしれない。これについて調べたら本当に刺激的な結果が得られるだろう。

旅行の影響がマイクロバイオームにとって全般的に悪い――時差ぼけ、ジャンクフード、デリー腹、メキシコなど中米でかかる下痢などがある――ことなのか、多様で友好的な微生物に出合えるから良いことなのかはまだわかっていない。

もちろん、それは旅行先にもよる。2014年、ジャックとキャサリンは息子たちを中国の仕事先に連れていった。ジャックは中国各地で講演し、招待者は親切にも一家をあちらこちらに案内してくれた。あるとき、雲南省昆明に行った。そこから、とても美しい紅《こう》河《が》ハニ棚田を訪れた。農業を営むハニの人びとの小村で、お昼を用意してくれるという女性を見つけた。息子たちもみなも驚愕したのだが、その女性は道を歩いていたニワトリを捕まえ、首を落とし、自宅の隣にある小屋で昼の準備をはじめたのだった。息子たちはその様子を興味津々で見つめていた。ジャックは興味と恐怖なかばだった。何か悪い細菌がいて、みんな病気になったらどうする？　この先3日間、トイレで過ごしたくはなかった。

しかし、女性はニワトリの肉を切り、焼いて、スープ麺をつくった。息子たちはそれを食べたし、だれも病気にはならなかった。それは息子たちにとってすばらしい文化的な経験だったが、慎重に調理した新鮮な食べ物で病気になることは滅多にないという証しでもあった。

＊＊＊

最後にひと言。私たちは、飛行機内は「ばい菌だらけ」ではないかと問われることが多い。だが、離陸すると、機内の空気は循環され、ウイルス性の粒子を排除する特殊なフィルターをとおる。[25] たいていの飛行機では、機内の空気全体が1分間に6回フィルターをとおる。だから、機内の空気はとてもきれいだと安心していて良い。

もちろん、飛行機内の表面が座席に残されたウイルスで汚染されている可能性は否定できない。もしその表面に手を触れたあとに鼻をほじったり指を口に入れたりすれば、感染症にかかる率が高まる。また飛行機に乗ったためのストレスや概日リズムの乱れによって、全身の平衡状態が崩れ、自然な防御力がはたらかないかもしれない。そうなれば、感染症にかかりやすくなる。

実際には、飛行機内がほかの場所よりばい菌だらけというわけではない。健康であれば、飛行機に乗ってもまったく心配はない。私たちは2人とも1年に25万キロメートルほど旅するが、旅行と病気のあいだに何らかの結びつきを感じたことはない。

Question

83

フィンランドやスウェーデンでは、子どもを戸外で就寝させると聞きました。それでその子の微生物が健康になるのですか？

北欧諸国で子どもたちを戸外で就寝させる習慣（もちろん、温かい寝具にくるむ）は、1940年代にさかのぼる。当時は、家の中の空気の質が一般に現在より悪かったからだ。灯油ランプやヒーター、薪や石炭を使った暖房と調理は、一酸化炭素、煤、そのほかの物質のために子どもの健康に悪いことが知られる。幸いにも、こうした暖房器具などは現在ではほぼ電気製品に取って代わられ、子どもを戸外で寝かせる利点の多くは消えているだろう。子どもが戸外で寝た場合の影響を直接調べた研究がないのは、とくにプラセボを用意するのが難しいからだ。

ロブの研究室のポスドク研究者クリス・カルヴァートの母親は、寝室の温度があまり高くてはいけないと口を酸っぱくして言っていたそうだ。彼の家では、寝室に暖房はなかった。自動温度調節器とセントラルヒーティングの現代、私たちは滅多に寒い思いをすることがない。これでは免疫が弱る。ベルギーには、「温室育ちの植物くらい弱い」という表現がある。温室育ちの植物は、風と寒さと雨にさらされる戸外の環境には耐えられないだろう。人間も同じかもしれない。つねに暖かい環境にいると、ウイルスにさらされるが早いか病気になる可能性が高い。免疫系が「低モード」に入っているからだ。

ある研究では、急性寒冷暴露（5℃に保たれた部屋で2時間座っている）が免疫を刺激する効果を持つことがわかった。つまり、寒さにさらされると、免疫が強化されて風邪の予防になるのだ。クリスは自分の経験も教えてくれた。彼は5年間寄宿学校にいて、しょっちゅう風邪をひいていた。クラスのだれかが風邪をひくと、数日後には彼も風邪をひくのだ。ところが雨の日も、風の日も、寒い日も自転車で学校に通うようになると、ほとんど風邪をひかなくなったという。

1つ確かなのは、家の中の空気の質が問題になるということだ。多くの開発途上国では、子どもたちは暖炉やストーブがあるのに、換気が不十分な家で育てられたために呼吸器疾患を患っている。世界保健機関（WHO）は、暖房と調理のために室内で薪ストーブを使うのを止めれば、世界中の小児死亡率を劇的に減らす改善策になるとしている。

しかし、マイクロバイオームの観点から見れば、室内の空気の質が子どもの健康に与える影響にかんするデータはほとんど存在しない。湿気の多いカビ臭い家では、住人はカビや真菌の胞子にさらされるために呼吸器疾患やアレルギーにかかることを私たちは知っている。ジャックがイギリスに滞在していたとき、一家は150年前に丘の上に建てられ、馬車、ウマ、馭者を収容していた花崗岩の別荘に住んでいてこの問題にぶつかった。別荘は心地よく、古風で、独特の雰囲気を持った建物で、一家はこの家をとても気に入っていた。ところが、湿気によって子どもたちの健康が害されるのではないかという懸念がいつもつきまとった。ときには、カビ臭さも感じた。この状況が息子たちの健康にどのような影響を与えるかについて証拠があったわけではなかったが、ジャック夫妻はたえず家の換気をし、窓やドアを長時間開け放ち、息子たちを連れて町や周辺の郊外をよく歩いた。2

人の息子をベビーカーに乗せて出かけた長い散歩の様子を収めたたくさんの写真が残っている。それは、けっして気楽な散歩ではなかった。

＊＊＊

2011年、建造物のマイクロバイオームにかんする関心が再燃した。それは現在も続いていて、この分野の誕生に自分たちが重要な役割を果たしたことを私たちは誇りに思っている。建築家や室内の空気の専門家とともに、私たちは潜在的なリスクの基本的リストをまとめた。リスクの多くは化学的なものだ。家庭や幼稚園では、不十分な換気と湿気によって、子どもたちがアトピー性皮膚炎や肺疾患にかかるリスクが増える。これは何としても調べなくてはならない。

ところが、室内の細菌群集とその構成はこれまでつねに看過されてきた。ゲノム解析によって自宅の細菌を調べはじめたところ驚異的なことがわかった。室内の細菌の大半が住人の皮膚から剥がれ落ちたもので、風に乗ってきたり人についてきたりした土埃でも、昆虫やネズミやそのほかの招かれざる生き物のものでもなかったのだ。2011年に発表された独創的な論文は、病院の窓を開ければ院内にいるかもしれない病原性細菌を減らせることを証明していた。これは、19世紀なかばにフローレンス・ナイチンゲールが試した方法の再発見だった。[26] 彼女は病棟に新鮮な空気を入れると、傷病兵の回復が早まることを知った。彼女はかならずしもその理由を知っていたわけではなかったけれども、その習慣はこんにちまで受け継がれている。

基本的な前提は、閉じた室内空間では人から剥がれ落ちた細菌が溜まっていくということだ。この図式に病人を加えると、空気中とさまざまな表面上の病原性細菌が増える。だが窓を開けると、外からたくさんの無害な細菌が入ってきて、悪い細菌を圧倒する。すると、室内にいる人が病原性の細菌に出合う可能性が大幅に減るのだ。

もう1つ、重要な要因が関係している。すでに別のところで述べたように、赤ちゃんというものは生まれてくる前は基本的に無菌で、母親譲りの健康な細菌をもらってこの世に生まれてくる。その後、何らかの相互作用をする人すべてから細菌を譲り受ける。昔なら、生まれた赤ちゃんは牧場や自宅に連れて帰られた。家には隙間だらけの壁があり、細菌にさらされる機会が豊富だ。あまりにその機会に恵まれていたため、彼らの子孫が持つ免疫系は豊かな細菌にさらされることを前提に適応してきた。

ところが現代の赤ちゃんは、出生直後に感染症予防という名目で抗生物質を投与され、あまりに清浄に保たれた家に連れ帰られる。窓が閉まっていて、部屋はつねに「空調」され、あらゆるアレルゲンを除去するような強力なフィルターがはたらいている。赤ちゃんの両親は家をきわめて清浄に保つように腐心する。赤ちゃんの免疫系が期待していた微生物との遭遇は、この環境のどこにあるだろう？　ない。代わりに、赤ちゃんは両親の皮膚から落ちた細菌につねにさらされる。これらの細菌は病気を起こすわけではないかもしれない。しかし、考えてもみよう。もし土壌、樹木、ウシ、ブタ、ニワトリ、イヌなどの細菌を期待していたのに、赤ちゃんが出くわすのがヒトの皮膚由来の細菌のみだったら、免疫系は昔と同じように機能するために待ち望んでいた相互作用をすることができない。

だから、赤ちゃんを戸外で眠らせれば――もちろん、極端な天候（暑さや寒さ）からは保護する――免疫系を訓練してくれる多彩で無害な細菌に出合う機会が増える。ジャックが息子たちを育てたような家では、カビと真菌が良くない影響を与えたかもしれない。しかし、窓とドアをなるべく開け、戸外で長時間すごすことで、閉じた室内環境での暮らしのネガティブな副作用を防ぐことができたのだ。良い細菌、そしてことによると良い真菌と戸外で接触したことで、悪い細菌の繁殖を防いだのかもしれない。

土壌と動物由来の微生物が健康な免疫系をつくるのに役立つという証拠（少なくともマウスの）があるのだから、お子さんを新鮮な外の空気に当てるのはおそらく良い考えだろう。

第13章

子どもの病気と微生物の関係

Question

84

子どもの奇妙な発疹は、マイクロバイオームが関係していますか？

面白いことに、私たちはこれと同じような質問をよく受ける。きっと想像がつくと思うが、この質問に答えるのはとても難しい。お子さんの免疫系がバランスを崩すと、皮膚感染症をはじめとする病気にかかりやすくなる。

「尋常性発疹」という言葉は、さまざまな病気によって生じる症状を指して使われる。問題は皮膚病の診断が難しいことにあり、それは症状がみな同じ――奇妙な発疹――だからだ。

子どもの皮膚、たとえば腸は複雑で多様なマイクロバイオームを持つ。実際、マイクロバイオームは皮膚の場所によって変化する。個々の場所の油分や水分の量によって化学的および生物学的なちがいがあるからだ。人間の皮膚の乾燥した場所は、湿った場所とはきわめて異なるマイクロバイオームを持つ。ロブの実験室では成人のマイクロバイオームが体内の場所によってどうちがうかを調べてきたが、同じことを小児について調べた例はない。

皮膚病はほかの病気とは別格だ。あなた（またはお子さん）の皮膚のマイクロバイオームは、さまざまな皮膚病の症状を示しているかもしれない。だが、皮膚科医がこの謎を解くのはまだ先のことだろう。しかも、答えがとても単純な場合もある。

たとえばジャックは、1999～2001年にかけて南極に滞在したとき、奇妙な発疹ができた。南極に行って12か月目のころに発疹が現れ、やがて全身に広がっていった。基地の医師は、真菌感染症だと言って抗真菌薬を処方した。ジャックがなぜ診断がついたのか聞いたところ、医師はこう答えた。「わかっているわけではない。でも、ここではだれもが真菌感染症になるから、君もそうかもしれないと思ってね」。何とも納得のいかない答えだった。

船がジャックを迎えにやって来たとき、新しい研究者やメンテナンススタッフに交じって、新任の医師も到着した。その女性はたまたま皮膚科の医師だった。彼女が基地に落ち着いてすぐ、ジャックは発疹がいったい何なのか尋ねた。彼女の答えは最初の医師よりほんの少しましなだけだった。「そうですね、ウイルス性のようです。でも確かなことはわかりません。毎日、保湿剤を塗れば良くなるでしょう」

この病気の原因を確かめようにも、検査も、診断も、治療法もないのだ。ただ皮膚を保湿して経過を見てくれと言う。だが、驚いたことに発疹が消えた。ジャックは今でも、保湿によって皮膚がリセットされ、免疫系が感染症を治したと信じている。もし医師が皮膚の上のマイクロバイオームがどう変わったか調べられたら、もっと早く治せたかもしれないし、もっと適切な治療法にたどり着いたかもしれない。まあ、その必要はなかったのだが。

ほかの病気なら、その必要があるかもしれない。皮膚にできた傷はいつでも感染症に発展するリスクがある。むき出しになった組織に細菌が侵入し、感染症に適した環境を整える。皮膚の上で暮らすスタフィロコッカス属の細菌が、この新しい環境を利用する。外部から入ってくる細菌もいる。壊死性筋膜炎を起こす「人喰いバクテリア」などだ。後者の例はまれだが、その結果は悲惨だ。私たちにとってより興味深いのは、皮膚のマイクロバイオームがこうした病原体から私たちを守ってくれるという点にある。マイクロバイオームは、一般に体が傷ついた場合に癒やしてくれる。

たいていの細菌は、傷が癒えるのを遅らせるかに見える。細菌がたくさんいるマウスより、無菌マウスのほうが傷は早く癒えるからだ。だが、興味深いことに、皮膚に傷のあるマウスに生きたプロバイオティクスを与えると、死んだ細菌を与えられたマウスより傷が早く癒える。このことは、与えられた細菌に反応して、免疫系が傷を癒やしたことを示唆する。このあたりのメカニズムはわかっていないが、結果はすばらしいので、さらなる研究が待たれる。

Question

85

子どもの喉や鼻に病原性の細菌がいるのなら なぜ病気にならないのですか？

驚くかもしれないが、健康な人もみな病原体になりうる微生物を体内に持っている。しかし多くの場合、これらの微生物は悪さをしない。[1] 私たちは病気を起こす細菌に対して深い恐怖心を持つものの、これらの細菌はたいていヒトというバスに乗った気の良い乗客なのだ。

この現象は19世紀に、毎年数百万人もの人を死に追いやって人びとに恐れられた結核で観察された。有名なドイツの医師で微生物学の草分けロベルト・コッホが、微生物が病気を引き起こすことを証明する一連の条件を定義した。まず、ある微生物が病人から見つかること。次に、その微生物が健康な人からは見つからないこと。最後に、その微生物を分離し、健康な人に感染させると病気になること。これらの条件は、彼が研究した結核の場合には該当しなかった。健康に見える多くの人が結核を引き起こす微生物を体内に持っていたからだった。

メアリー・マローン（別名、「腸チフスのメアリー」）がもう1つの有名な事例だ。メアリーは、ニューヨーク市周辺の7つを数える富豪宅で料理人をしていた。本人は腸チフスの症状がなかったが、毎日雇い主の食事に細菌を振りまき、大勢の人（面白いことに全員ではなかった）を病気にして死に追いやった。メアリーは自分がこれほどの惨事の原因だとは信じず、何度も隔離された。

食べ物、マイクロバイオーム、免疫系の状態に変化があると、病原体――細菌、ウイルス、寄生虫のいずれであろうとも――が動物の体内に定着するかどうか、定着した場合に悪さをするかどうかに影響する。おそらく、このことはヒトにも当てはまるだろうが、これについては詳細に研究する必要がある。

微生物間の競争も、病原体がヒトを病気にする場合としない場合があることにかかわっているかもしれない。ブドウ球菌感染症という病気の名前を聞いたことがあると思う。この病気はスタフィロコッカス・アウレウス、すなわち黄色ブドウ球菌によって引き起こされる。この菌は子どもの鼻の中にいても害はおよぼさない。だが子どもが別の病気にかかったり、手術を受けるために入院したり、免疫系が弱ったりすると、この無害な菌がジキルとハイド並みの変化をして有害な細菌となる。黄色ブドウ球菌はゲノム内の病原遺伝子を活性化し、子どもの弱った防御メカニズムにつけいる。この感染症は多くの場合には抗生物質で治療できる。

ところが、ここ20年ほどで、この細菌を根絶するための抗生物質メチシリンに対する耐性を獲得した、黄色ブドウ球菌を保菌する人の数が増えている。この新しい菌株はメチシリン耐性黄色ブドウ球菌（MRSA）と呼ばれる。お子さんの防御システムが弱くなっていると、この細菌は生死にかかわる感染症を引き起こすことがあり、これにはふつうの抗生物質は効かない。

それでも、耐性菌と非耐性菌のどちらを持つ子どもでも感染症を発症しない場合がある。こうした子はどういうわけか守られているのだ。ある最近の研究で、スタフィロコッカス属の別の菌スタフィロコッカス・ルグドゥネンシスを鼻に持つ子どもは、ブドウ球菌感染症から保護されていることがわかった。[2] スタフィロコッカス・ルグドゥネンシスは黄色ブドウ球菌を殺す抗生物質を産生する。それは単純な競争の問題だ。スタフィロコッカス・ルグドゥネンシスは、競争相手を殺して自分が宿主の体内で優勢になる方法を見つけたのだ。これは完全に良い話ではない。この細菌もまた皮膚感染症を起こすからだ。それでも、この細菌のほうが黄色ブドウ球菌より数は少ない。

いずれにしても、お子さんが病原体を持っていても、かならずしも病気を発症するとは限らない。たいていの病気はすべての条件がそろったときにのみ発症する。お子さんが感染し、その細菌に負け、すべての正しい（あるいは間違った）条件が揃うと、病気が発症するのだ。残念ながら、結果がどうなるかを予測するのは非常に難しく、これについてわかっていることはまだあまりない。

Question

86 微生物が肥満を起こすというのは、本当ですか？

イエス。少なくとも、マウスではそういう結果が得られている。マウスは多くの異なる理由で太るが、これらの理由はたいてい科学者が何かしたせいだ。ずんぐりした体になるような遺伝子異常を持っていたり、劣悪な餌を与えられていたりする。驚くことに、どちらの場合も、マイクロバイオームは炎症、グルコース不耐症、最終的に糖尿病につながるような変化をする。もっと驚くのは、そのマイクロバイオームを採取して別のマウス（無菌マウスなので自身のマイクロバイオームを持たない）に移植できることだ。移植されたマウスは遺伝子異常や粗悪な餌がなくても太る。つまり、微生物は肥満を個体間でうつすことができるのだ。

同じような効果は、今のところヒトでは確認されていない。現在、この効果がヒトでもあるかもしれないという多数の証拠が得られてはいる。たとえば、太った友人が多いと、あなたも太りがちになる。あなたがぽっちゃりしていると、イヌもそうなりがちだ。私たちはヒトとイヌがつねに微生物を交換していることを知っている。さらに、子どももふくめた肥満体の人のマイクロバイオームは、痩せた人のそれとは異なる。この種の研究の多くは、ロブの同僚でワシントン大学のジェフリー・I・ゴードンと、彼の元研修生たちによって行われた。元研修生の中に、現在マックスプランク研究所にいるルース・レイがいた。マウス対象の研究と初期のヒト対象の研究にもとづいて、私たちはフィルミクテス門とバクテロイデーテス門の細菌の比率が肥満のカギを握ると考えていた。バクテロイデーテス門菌に対してフィルミクテス門菌が多ければ肥満になると思っていた。

最近の研究で、肥満はこれら2種の細菌のバランスの崩れより、エネルギーバランスの崩れと深い関係があることがわかった。少なくとも1つの研究によれば、だれかのマイクロバイオームを調べれば、その人が太っているか痩せているかを90％の確率で当てることができる。

ということは、マイクロバイオームで肥満度を検査するキットがもうすぐできるのだろうか？　うーん、まあ、そうはならないだろう。マイクロバイオーム解析を行うより、体重と身長を測るほうが断然楽だからだ。それに、研究によってマイクロバイオームの測定法がちがい、人によって肥満（前糖尿病などの代謝異常もふくむ）と痩身の定義もちがうし、異なる集団間に微妙なちがいがあることから、現在のところ普遍的な検査をデザインするのは難しい。

さらに驚くべきことに、ヒトの微生物をマウスに移植してマウスを太らせることもできる。そう、太った人の微生物を移植されたマウスは太るのだ。糞便移植ではなく、1人のヒトの便から採取した数百種の細菌株を培養し、それをマウスに移植することでもできる。これが可能であることから、この効果を生み出しているのは細菌であり、それはウイルスでも、便と一緒に移植された化学物質でも、抗生物質でも、そのほかの何ものでもないことがわかる。

では、マイクロバイオームがお子さんを肥満体に変えることは可能なのだろうか？　マイクロバイオームにかんして言えば、肥満児を対象とした研究は肥満成人と比べてかなり少ない。ただし、肥満児とそうでない子のちがいを報告した研究は数例ある。ある興味深い観察が、ニューヨーク大学のマーティン・ブレイザー博士の研究室で得られている。彼らは、帝王切開と生後初期の抗生物質投与が重なると、のちに肥満児になるリスクが高まることを発見した。この効果は母乳哺育と、明るい色の多様な植物を取り入れた食事によって、ある程度打ち消すことができる。母乳哺育と食事は両親によって選択できるし、すぐに実行可能であり、さらなる研究を待つまでもない。これらすべての過程に微生物が関係していることはわかっている。だから小児肥満にかんする今後のマイクロバイオーム関連の発見を楽しみにしていよう。

Question
87
息子の喘息は微生物との出合いが少なすぎたからだと聞きました。どうしたら良いでしょうか？

喘息は慢性の肺疾患だが、同じ症状（炎症を起こした気道周辺の筋肉が狭まることによる呼吸困難）は激しい運動をすると喘息でなくても起きることがある。喘息は一般にアトピー性皮膚炎と同じカテゴリに分類される病気の1つで、基本的には異常な炎症を指す。食物アレルギー、季節性アレルギー、皮膚アレルギーの場合と同じように、この炎症は本来無害なアレルゲンによって引き起こされる。

微生物の多様性が低い家で育った人は、喘息を発症するリスクが高いことがわかっているが、微生物に対する暴露はこの複雑な病気を引き起こす多彩な要因の1つにすぎない。まだ完全に理解されていない理由によって、イヌと一緒に育つ子どもは喘息の発症率が13％低い。[3] イヌは多くの独自の細菌を持つ。ある動物実験では、マウスをイヌのいる家の埃にさらすと、喘息発作から解放された。イヌの埃にさらされたマウスは腸内マイクロバイオームがかなり変化し、ラクトバチルス・ジョンソニイが増えた。この細菌をプロバイオティクスとしてマウスに与えたところ、マウスは喘息発作を起こさなくなった。[4]

別の研究で、ジャックと共同研究者たちはアーミッシュとフッター派の家庭の埃を採取し、マウスを両方の埃にさらした。[5] アーミッシュの家庭の埃はマウスを喘息のような症状から守ったのに対して、フッター派の場合はそうではなかった。アーミッシュの埃の何かが保護作用を持っているようだった。決定的な結果ではないが、これらの埃で見つかった微生物群集は相互に異なっていた。アーミッシュとフッター派はどちらもある程度テクノロジーを排した暮らしを守っている。とはいえ、動物がたくさんいる牧場に住み、つねに微生物にさらされるアーミッシュの家族は、牧場に住んでいないフッター派の人びとと比べると異なる微生物群集を形成すると考えて良さそうだ。

ともかく、お子さんに喘息があっても、望ましい環境を与えられなかったと自分を責めないでほしい。牧場に引っ越してアーミッシュのような暮らし（いや、さらに良いのは狩猟採集民の暮らし）をするのは問題外として、子どもが喘息になるかどうかを予測するのはとても難しい。それにこういう極端な生き方にはほかの欠点があるかもしれない。お子さんがウマに蹴られたり、ハイエナに食べられたりするかもしれないのだ。

また別の研究では、喘息になった子どもたちには、生後100日以内にマイクロバイオームが撹乱された時期があった。この子どもたちのマイクロバイオームを喘息にならなかった子どもたちのものと比べると、喘息の子のマイクロバイオームには４種の細菌――ラクノスピラ属、ベイロネラ属、フィーカリバクテリウム属、ロティア属の細菌――が欠けていた。これらの欠けていた細菌を培養してマウスに与えると、マウスは喘息性の気道炎症にならなかった。(6)

イヌのいる家の埃の刺激によって繁殖したラクトバチルス属菌のように、これら４種の細菌は人の気道を炎症から守るようだった。現在のところ、これらの細菌が炎症を抑制すると考えられている。特定の化学物質（短鎖脂肪酸）をつくって免疫系に与えて炎症に蓋をするらしい。

最近の研究でわかったのは、生後１か月の赤ちゃんの一部では、腸内微生物の副産物が炎症を起こし、これが元でこれらの赤ちゃんは２歳までにアレルギー体質となり、４歳までに喘息になるということだった。(7)これらの赤ちゃんは４種の共生細菌、つまり良い細菌（ビフィドバクテリウム属、ラクトバチルス属、フィーカリバクテリウム属、アッカーマンシア属の細菌）の割合が異常に小さく、２種の真菌の割合が相対的に大きい。全体として、これらの細菌の代謝産物が免疫機能の乱れを招く。

いったん喘息を発症すると、治療は難しい。しかし、その本当の理由はわかっていない。これには、やはりマイクロバイオームがかかわっている。マウスの赤ちゃんを守る細菌も、成体マウスの気道を炎症から守ってはくれないようだ。マウスの既存のマイクロバイオームがあまりに強力であるため、プロバイオティクスが腸にとどまって機能することができないのかもしれない。ヒトの子どもと幼いマウスでは、マイクロバイオームはかなり動的で多様性が低いため、プロバイオティクスに入っている新しい細菌が腸内に定着しやすいのだろう。

最後に、食事は微生物や免疫系と相互作用して症状を抑えてくれるかもしれない。ビタミンD欠乏症の改善と、地中海食のような健康的な食事が有益だという研究もある。

Question

88 マイクロバイオームは子どもの自閉症にどんな影響があるのですか?

自閉症児の父親として、ジャックはこれについて独自の見解を持っている。彼の息子ディランは高機能自閉症で、抽象的な概念を苦手とし、文脈を理解できないときもあるけれど、友人と一緒だとうれしそうだ。人といるのが好きだが、そうでないときもある。多くの点で正常だとはいえ、ときどき一般社会になじむのに苦労する。

自閉症スペクトラム障害は、アメリカで68人に1人見つかる発達障害である。この障害のある人は、小児も成人もさまざまな行動学的および生理学的症状を見せる。理由はわかっていないものの、昨今、自閉症の子どもの数が増えているように見える。50年前には、1万人に1人だった。自閉症は遺伝学的要因が強く、一族のあいだに受け継がれていく。この障害の神経学的および生理学的要因の一部には多くの遺伝子がかかわっていると思われるが、環境的な要因を指し示す証拠も多い。

さらに話を進める前に、「障害」という言葉についてひと言述べておきたい。広いスペクトラムにふくまれる自閉症の子の多くは、一般に考えられているより「正常」だ。学校の成績は良く、成長すれば恋をし、家庭を築き、仕事に就き、社会に貢献する人間になるだろう。スペクトラムの下のほうにいる子たちは、頭を壁に打ちつけ、たえず身体を揺らし、その存在を確認するかのように両腕をばたつかせ、言葉を発することがなく、人と目を合わせられず、突如として激しく興奮する。多くが下痢、大腸炎、リーキーガット症候群（腸壁に穴が開いて、細菌や化学物質が血液中に漏れる病気）などの胃腸病を抱えている。

ヒトを対象とした実験で、スペクトラム障害を扱うのはかなり難しい。考えてもみよう。人というものは途方もなく多様で、ライフスタイルも個人史も大きく異なる。すべてが症状のちがいとなって現れうるのだ。ちがい——たとえば、自閉症スペクトラム障害を持つ親とそうでない親――にかかわる要因をあぶり出そうとしても、自閉症そのものに大きなちがいがあるので分析はほぼ不可能になる。自閉症を多くの異なる症状の総体ではなく独立した障害として扱うことは、遺伝子、ライフスタイルの要因、そしてマイクロバイオームを探す試みが、きわめて難しく、おそらく重要ではないことを意味する。それに、自閉症にかかわる遺伝子はさまざまな症状の約40％しか説明してくれない。つまり、スペクトラムにふくまれる異なる症状のじつに60％が、マイクロバイオームもふくめた環境要因に関連していそうだ。

＊＊＊

さきごろ提案されたある自閉症スペクトラム障害の治療には、腸内微生物、プロバイオティクス、そしてこの障害のモデルマウスがかかわっていた。マウスは自閉症児に似た常同行動や生理学的症状を見せる。たとえば、リーキーガット症候群や、血液および尿中の細菌によってつくられる一部の代謝産物の濃度上昇などだ。[8] 研究者たちがマウスにバクテロイデス・フラジリスを与えると、おもな行動学的および生理学的症状の一部が緩和した。マウスで効果を発揮するプロバイオティクスが、かならずしも小児に効くとは限らない。だが、効くかもしれない。こうした実験結果が得られたことによって、研究者たちはスペクトラムにふくまれる子どもたちは特定の細菌が欠けていて、それをプロバイオティクスとして与えることが可能なのではないか、と考えはじめた。初期の研究では、自閉症と診断された小児はクロストリジウム属の細菌が多く、ビフィドバクテリウム属とプレボテラ属の細菌が少ないことがわかった。ということは、子どもたちのマイクロバイオームをビフィドバクテリウム属とプレボテラ属の細菌で強化するという新たな治療法を開発できるかもしれない。(9)これはマウスモデルが示したこと――ビフィドバクテリウム属菌とプレボテラ属菌のような細菌をマイクロバイオームに加えることで自閉症の症状を緩和できるということ――と符合する。

答えを知るまでの道のりはまだ長いが、プレバイオティクスを使ってビフィドバクテリウム属とプレボテラ属の細菌などの有益な腸内細菌を増やすことが第一歩になる。これらの細菌は私たちが食物繊維を食べれば増やせる発酵菌であり、食物繊維が炭水化物となってこれらの細菌の餌になる。あるいは、ビフィドバクテリウム属菌をプロバイオティクスとして摂っても良いが、この効果を裏づける臨床的な証拠は今のところない。ビフィドバクテリウム属菌はプロバイオティクスとして100年以上使用されていて、副作用はない。プロバイオティクスは食事を変えるより手軽に試せるかもしれない。自閉症の子を持つ親ならそう言うだろう。自閉症の子は好き嫌いが多い。いずれにしても、人生の初期――3歳未満――なら、食事内容を変えて症状を改善することが可能かもしれない。

脳機能・行動障害との関連において、食事とマイクロバイオームの関係をより深く理解することが必要であるのは明らかだ。小児の中には、グルテン、乳製品／カゼイン、ヒスタミンをふくむ食品、そのほかの食物アレルゲンなどに過敏な子がいる。こうした問題に対処するには、評判の良いアレルギー専門医と栄養士の力を借りたほうが良い。胃腸に問題がある子どもには、糖質制限食やケトン食（後者はとくに発作性疾患の合併症がある小児に良い）が向く。子どものために何をすべきか親たちがオンラインに投稿する経験談から一般論を引き出すのは難しいが、それは個々の子どもで状況がちがうからだ。しかし、根本的な原因、マイクロバイオームとの関係、食事が果たす役割をより良く理解するにつれて、より有益な助言が得られるようになるだろう。

ジャックは、ディランに厳しい食事療法を課したことは一度もない。ディランはそういうタイプの子ではないのだ。それでもジャック夫妻は、新鮮な野菜と果物を取り入れ、精製糖をふくまないような健康的な食事を与えるように心を砕いてきた。とはいえ、ディランは大好きなシリアルを食べるし、たまにはお菓子を食べすぎることもある。まだ子どもなのだ。だから、普段はお行儀良くしていても、突発的な行動に走って周囲の人が動顛することも多い。

ジャックは、自閉症スペクトラム障害の治療に糞便移植をした例を何件か見聞きしている。だが、これらの治療はもっと年長の子に行われたもので、研究例が少ないことから結果の解釈には疑問が残る。もっと情報が出るまで、自分でこの処置をしようとは思わないでほしい。リスクが大きい反面、利点は現在のところはっきりしないからだ。

Question

89 子どもの口腔マイクロバイオームを見れば虫歯のリスクがわかりますか？

イエス。幼いころの虫歯が、もっとも一般的な小児の感染症だ。ロブの研究室が中国で行った研究では、50人の４歳の保育園児の歯垢と唾液中の微生物を2年にわたって追跡した。[10] 子どもたちは、健康なままだったり、虫歯ができはじめたり、虫歯ができたりした。子どもたちの口腔微生物の種類と数には被験者群のあいだで明確なちがいがあり、虫歯が実際にできる数か月前に80％を超える正確さでそれを予測することができた。

この予測がアメリカなど別の集団にも当てはまるかどうかは、現在、確認中だ。いずれ、子どもにコップに唾液を出してもらって、その中の細菌の遺伝子解析によって虫歯のリスクを予測できるようになるだろう。

Question

90

子どもがセリアック病やグルテン不耐症にかかりはじめていたら検査でわかりますか？ マイクロバイオームが関係しているのですか？

セリアック病は遺伝性の自己免疫疾患で、小麦そのほかの穀物にふくまれる特定のタンパク質であるグルテンが、免疫系にはたらきかけて腸壁に並んだ細胞を傷つける。お子さんの血中に組織型トランスグルタミナーゼがあれば、この病気である可能性はきわめて高い。お子さんがグルテンをふくむ食事をしていれば、この検査は98％正しい（グルテンフリーの食事をしているとこの検査の結果は正確にはならない）。臨床診断には組織診——やや侵襲性が高く、思い切った措置——が必要になる。医師がお子さんの小腸に内視鏡を挿入し、組織の小片を切り取って顕微鏡で調べる。もしセリアック病と診断されたとすれば、彼はそのつらい思いを経験したことになる。

セリアック病の患者の胃腸の内壁は、プロテオバクテリア門の細菌が多い独特のマイクロバイオームを持つ(11)。これはおそらく、免疫系がグルテンに反応して防御したために起きた炎症のせいだ。グルテンフリーの食事に変えても症状が改善しないセリアック病患者が、この種の異常なマイクロバイオームを持つ場合があるが、この仮説を確かめるためのモデル動物を使った研究は行われていない。抗生物質投与をプロバイオティクスまたは糞便移植と組み合わせれば、セリアック病に特有のマイクロバイオームをリセットすることができるかもしれない。

セリアック病に関連する、いわゆるグルテン不耐症と呼ばれる疾患が実際に存在するのかについては、いまだに熱い議論が進行中だ。一部の人がグルテンに過敏で、グルテンをふくむ食品に対して軽いアレルギー反応と炎症反応を起こすというのがこの疾患の定義である。しかし、これを証明するのは難しい。症状はあいまいで、炎症を起こした組織を結腸内視術で観察しても証拠と言えるほどのものは見つからない。

グルテン不耐症が、小児のマイクロバイオームの変化と関連しているという証拠はない。食事からグルテンを排除しても、健康や気分にかかわる炭水化物の摂取量などの要因もあるので、グルテンのみの効果を知ることは難しい。

Question

91

うちの子は糖尿病です。マイクロバイオームが関係しているのでしょうか？

イエス。そして、土がお子さんに良いもう1つの理由はこれだ。若年発症性の1型糖尿病は、小児や若年成人の膵臓がインスリンを分泌しなくなる慢性病である。インスリンは、グルコース（ブドウ糖）を体内の細胞に送ってエネルギーをつくらせるホルモンだ。症状には、喉の渇き、頻尿、以前になかったおねしょ、極端な空腹感、体重減少、気分の変動、疲労感などがある。一部の症状は、3歳未満の乳幼児にも現れることがあり、失見当識（周囲の状況がわからなくなる）や視界のぼやけにも注意が肝要で、息にワインのような匂いがある。この病気の正確な原因はまだ突き止められていない。いずれにしても、免疫系が自身を攻撃し、膵臓のインスリン産生細胞を破壊してしまう。その結果、血液中のブドウ糖が増えて、生死にかかわる合併症を招く。

免疫系に関連する特定の遺伝子を持つ人は、1型糖尿病を発症しやすい。しかし、これらの遺伝子を見ても、現在なぜ1型糖尿病が世界中で急増しているのかはわからない。乳幼児の体内で、これらの遺伝子の対立遺伝子頻度が変化するほどの時間は、まだ経過していないからだ。リスク要因に、ビタミンDの欠乏（これは、免疫系の機能にかかわる）、食事にグルテンが入ってきた年齢（4か月以前か7か月以降では問題に発展するようだ）、一部のウイルス感染症がある。現在行われている数千人の高リスク小児を対象とした研究は、さらなるリスク要因の発見を目指していて、その中にマイクロバイオームもふくまれている。

＊＊＊

2型糖尿病も慢性の代謝障害であるが、こちらはインスリン抵抗性によって起きる。この病気の発症が小児のあいだで激増していて、肥満児の急増と時を同じくしている。こんにち、2型糖尿病が小児の糖尿病の3分の1を占め、高リスク集団（マイノリティ、肥満児、思春期）ではとくにその傾向が強い。

2型糖尿病では、インスリン抵抗性が生じ、体内でインスリンが分泌されても、体がそれに反応しなくなる。最終的な治療としてインスリン注射があるが、これはインスリン抵抗性をさらに上げる。したがって、食事の見直し（食物繊維をたくさん食べ、糖質を減らし、野菜や果物を増やす）と運動が、治療の第一歩だ。インスリンに対する感受性を高める、メトフォルミンと呼ばれる医薬品が小児に処方されている。だが、メトフォルミンはマイクロバイオームに影響するので、何が原因で何が結果かがつかめなくなる。

極度の肥満では、成人なら減量手術——胃の大きさを半分にし、腸管ルートを変更する——を勧められることが多い。この手術はインスリンに対する感受性に劇的な効果を有し、ほかのどの減量法より早い2日で健康を取り戻せる。興味深いことに、これらの要因すべてがマイクロバイオームに大きな影響を与える。

2型糖尿病とマイクロバイオームの関係については、さらに多くが知られている。マウスでは、遺伝子の変化、食事、人工甘味料、さらには不眠などによって起きたマイクロバイオームの変化が、インスリン抵抗性につながる。この形質は、糞便によってマウスからマウスへ、さらに糖尿病のヒトからマウスにすら移植することができる。実験では、糞便は無菌マウスに移植される。研究者は移植にあたり、どの細菌または細菌の組み合わせがいちばん重要な役割を果たすかを突き止めようとしている。喜ばしいことに、オランダのある研究では、痩せたヒトから太ったヒトへの糞便移植でインスリン感受性が回復した。ただし、肥満度にはほぼ変化がなかった。では、糖尿病のお子さんも糞便移植を受けるべきだろうか？　ノー。それでも将来的には、マイクロバイオームにもとづく治療法ができるだろう。

＊＊＊

現在私たちが頭を悩ませている大きな謎は、なぜ1型糖尿病と2型糖尿病が世界中で急増しているか、だ。アメリカ疾病予防管理センター（CDC）は、これら2種の糖尿病が1980年以降2倍以上に増えたと報告している。だが、既に述べたように、ヒト集団の中で遺伝子頻度が変化するほどの時間は経過していない。となれば、遺伝子以外の要素がかかわっているにちがいない。

数年前に科学者のチームが、遺伝学的に1型糖尿病の発症リスクの高い33人の新生児を追跡しはじめた[12]。これらの新生児はフィンランド生まれで、この国は1型糖尿病の罹患率が世界一高い。15歳以下の小児では、120人に1人ほどがこの病気にかかっている。研究では、参加した乳幼児のうち4人が3歳までに糖尿病を発症した。子どもたちの発達を観察したところ、研究者たちは糖尿病を発症する1年前に一連の同じ変化が起きることを発見した。その中に自己抗体があった。免疫細胞が体内組織を攻撃するのだ。自己抗体ができると、炎症性微生物が繁殖するにつれて腸内微生物の多様性が低下する。

研究者たちは、この過程を遅らせるか修正することができるだろうかと考え、別の追跡調査をした。フィンランド、エストニア、ロシアの3か国で、遺伝学的に1型糖尿病の発症リスクが高い新生児を222人集めた。ロシアの子どもたちは、フィンランドとの国境沿いにあるカレリアという地域の子たちだった。この国境沿いでは両側が同じような環境にあった。3歳までには、フィンランドの16人とエストニアの14人が、血液中に自己抗体と余剰のブドウ糖があった。ロシアでは、その数はわずか4人だった。

これらの子どもの微生物プロファイルを調べると、明らかな相違点があった。フィンランドとエストニアの子どもたちの腸内では、バクテロイデス属菌が優勢だった。ロシアの子どもたちの場合は、ビフィズス菌と大腸菌が多かった。

もう少し掘り下げようと、科学者たちはこれらの細菌の機能を調べた。子どもたちの腸内で見つかったものをはじめとして、細菌の一部はエンドトキシンと呼ばれる副産物をつくる。エンドトキシンとは、細胞が崩壊するときに細胞内に放出する毒素である。この毒素が放出されると白血球が動員される。ロシアの微生物が出すエンドトキシンをプーチンは誇りに思うだろう。この物質が、ロシアの子どもたちの免疫細胞を強く刺激し、自己寛容を誘起したのだ。つまり、免疫細胞は自己のタンパク質そのほかの抗原を攻撃しない。しかし、フィンランドとエストニアの子どもたちのエンドトキシンは活性度が比較的低かった。一連のマウス実験では、白血球はエンドトキシンを認識しなかった（マウスが糖尿病になるのを防げなかった）。

なぜロシアの子どもたちのマイクロバイオームはちがうのだろうか？　それは、食べ物のせいではなかった。どの子どもたちも食事は似たようなものだったからだ。ただし、ロシアの子どもたちはレトルト食品をあまり食べない。母乳についても3か国で状況はほぼ同じだった。しかし、1つ相違点があった。ロシア人のほうが貧しかったのだ。彼らの井戸水は検査や処理をされていない。家は貧相だ。彼らの家庭には、欧米の先進国のような皿洗い機やダイソンの掃除機などはない。つまり、ロシアの家はより多様な微生物群集に恵まれていたのだ。

この発見は、衛生仮説を裏づけるもう1つの例だ。また、生まれてすぐに多様な微生物にさらされることで、ヒトが病気にならない理由も教えてくれる。私たち全員が今ほど快適でない環境での暮らしに戻りたいのでない限り、こうした多様な微生物との出合いを人工的に増やす方法を考え出すべきなのだ。

Question

92 繰り返す耳感染症にはどう対処するのがベストですか？

耳感染症には抗生物質はほとんど効かない。1、2日症状を抑えるのがせいぜいだ。その上、抗生物質はお子さんのマイクロバイオームを攪乱し、やがてほかの健康問題につながりやすい。たとえば、耳感染症を再発させがちである。

耳感染症のリスクを減らすには、ほかの方法がある。たとえば、煙草の煙に当てないようにしたり、病気の子は登園しないように保育園のスタッフに依頼したりできる。さらに、母乳哺育（可能かつ適切であれば）やプロバイオティクスなどの予防法も活用する。

耳感染症は細菌やウイルスによって起きるもので、内耳に炎症をもたらす。これまで述べてきた多くの病気と同様、炎症は腸に必要な細菌を加えることで抑制できる。一部のプロバイオティクスにこの機能がある理由はかならずしもわかっていないが、効果はあるようだ。何より、ドラッグストアで買えるプロバイオティクスで対処できるし、そのプロバイオティクスにふくまれる細菌に炎症を抑える機能がなくても効果が期待できる。こうした処方箋なしで買えるプロバイオティクス（ラクトバチルス・ラムノサスGGなど）の一部は、炎症を抑制する腸内細菌の増殖を助けるらしい。

したがって、お子さんが耳の痛みを訴えたら、プロバイオティクスを与えれば症状が和らぐかもしれない。

Question

93

感染症が細菌とウイルスのどちらによって起きたかを調べる検査を、医師に病院内でしてもらうことはできますか？

残念ながら、まだできない。感染症が細菌かウイルスのどちらで起きたかを調べる検査は、医師が自分のオフィスでするには時間がかかりすぎる。細菌同定の標準的な方法は培養だ。たとえば、喉から採取したサンプルなどを培地に塗りつけ、細菌が増殖するかどうかを観察する。この作業には普通3日から1週間以上かかるため、あなたも医師のオフィスで待ちたくはないだろう。ゲノム解析ならもっと速いが、それでも1、2日はかかる。定量PCR（qPCR）と呼ばれる方法はDNAベースで、特定のマーカーを調べるものであり、理論的には数時間で行える。しかし、短時間で行えるバージョンは、現在のところアメリカ食品医薬品局（FDA）の認可が下りていない。これとは別に、血液細胞が自身の遺伝子をどう活性化するかを調べ、細菌とウイルスを区別する新たな検査が数種ある。しかし、これらの検査もアメリカ食品医薬品局に認可されていない。

娘の皮膚にブドウ球菌によって発疹ができたとき、ロブは研究室と臨床ではできることに大きな差があることを不満に思った。ロブ夫妻が娘の感染症を医師に診てもらったのは年末年始休暇の直前だったが、結果がわかるのに3日かかると告げられた。それまでこれを飲むようにと、抗生物質を処方された。1月2日の朝いちばんに病院から緊急電話が入った。発疹を起こしたのは抗生物質に耐性を持つブドウ球菌なので、別の処方箋を取りにくるようにということだった。おかしな話だ。実際には抗生物質は見事に効いていたからだ。つまり、標準的な微生物検査は3日もかけて間違った結果を出したのである。これとちがって、実験室で行われているPCR検査キットは携帯式で、全ゲノムの解析を培養検査より速く行うことができる。ロブは現在、こうした進展を臨床レベルに広げ、ほかの家族が自分たちと同じ経験をせずにすむ方法を探っている。だが、検証と認可は入念かつ緩慢なプロセスだ。

こうした検査がいつか現実になる希望はあるとはいえ、今のところそうではない。

Question

94

糞便移植とは何ですか？ それで、うちの子の病気が治るでしょうか？

糞便移植あるいは糞便微生物移植（FMT）は、まさに読んで字のごとくのものだ。臓器移植によって多くの疾患を治療できることはわかっている。糞便移植は崩壊した腸内マイクロバイオームを正常に機能するものと入れ替えることを目的としている。その意味において、腸内マイクロバイオームは心臓、肝臓、腎臓と同じように考えることができる。完璧に類似しているわけではないが、臓器移植のたとえは糞便移植の理解を助けてくれるだろう。

この手法では、健康な人（ドナー）の便を滅菌水に混ぜ、その溶液を腸に問題を抱える人の結腸に移植する。鼻に挿入した管、浣腸器、カプセルなどを使って、溶液を上行結腸へ届ける。この手法がうまくいくかどうかは、移植を受ける患者（レシピエント）が本当にマイクロバイオーム疾患にかかっているかどうか、新しい菌が入り込める生態的ニッチを持つかにかかっている。さらに、ドナーのマイクロバイオームにも依存するのだが、この点にかんする証拠は現在のところあまり明確ではない。

ある特定の疾患――腸内細菌のクロストリジウム・ディフィシルによる感染症――は、糞便移植に対する反応が驚くほど良い。ある対照研究では、治療を受けた患者は94％の完治率を見せたが、標準的な治療（適量のバンコマイシンという抗生物質――腸壁で吸収されず、腸内細菌に集中攻撃をしかけるようにデザインされている――の投与）を受けた患者の完治率は35％にとどまった。集中攻撃がうまくいかず、糞便移植がすばらしい成果を見せたとき、抗生物質を飲んだ患者の治療はただちに糞便移植に切り替えられた。抗生物質での治療を継続することは倫理にもとると考えられたのだ。

では、糞便移植の仕組みとはどういうものなのだろう？　臓器移植のたとえはなかなか気が利いているが、それは少々誤解を招きやすい。より正確なたとえは、技術的には不可能な方法だ。熱帯雨林を再生したいと仮定しよう。どうすれば良いのだろうか？　1つの方法は、すべての植物の種子、すべての動物の卵か親を手に入れ、何もいない何も生えていない地面に放置して何が起きるか確かめるのだ。言っておくが、この方法は失敗する。熱帯雨林はきわめて複雑な生態系であり、膨大な数のつながりがある。しかも、これらのつながりを確立するには長い時間がかかる。熱帯雨林は多くの異なる時期を経て成長し、2つとして同じ熱帯雨林はできない。何か、ヒト・マイクロバイオームに似ていると思わないだろうか？　熱帯雨林を一度で入れ替えるには、同じような場所にある熱帯雨林を選び、それを古い熱帯雨林があった場所に移せば良い。つまり、この作業は空っぽの生態系または機能不全の生態系を完璧に機能する生態系と入れ替えることなのだ。

問題は、複雑な生態系がなぜ、どう機能しているのかを私たちは正確に理解していない点にある。あまりに多くの要素が移動しているため、それぞれが何をしているのか、観察される効果が多くの相互作用によってどのようにして生み出されているのかが突き止められていない。だから、完全に機能するマイクロバイオームをゼロからつくる代わりに、すでに存在するものと入れ替えてみようというのである。

糞便移植は、ほかの多くの疾患でも試されてきた。たとえば、ピッツバーグ大学で進行中の臨床試験は、炎症性腸疾患、クローン病、潰瘍性大腸炎の子どもたちにこの手法が有効かどうかを調べている。フロリダ州の別の研究では、太った赤ちゃんと母親に微生物の攪乱が果たしている役割を調べ、将来的に糞便移植を利用できるかどうかを見定めようとしている。これらの研究については、www.clinicaltrials.gov にアクセスし、“microbiome, pediatric”（「マイクロバイオーム」、「小児科」）で検索すれば詳細を見ることができる。42例の進行中または計画中の試験がある。

これを書いている時点で、アメリカ食品医薬品局は再発するクロストリジウム・ディフィシル感染症の治療にのみ糞便移植を認可している。ほかの病気の治療には、医師は手間がかかり、高額の費用がかかる治験薬製造ライセンスを取得しなくてはならない。だが、このあたりの事情も今後数年で変わるかもしれない。

第14章

マイクロバイオーム検査の活用

Question

95

子どもの便の検査にリスクはありますか?

お子さんの便を検査してもらうのにリスクはない（少なくとも、親にとっては）。あなたは日常的にお子さんの便の始末をしているし、検査のためにそれに手を触れる必要はない。サンプルは綿棒で採取するか、容器に直接便をしてもらえば良い。

理論的には、プライバシーの問題がある。しかし、マイクロバイオームの変化は速いので、仮にデータが公表されたにしても、のちにサンプルからお子さんにたどり着くのは難しいだろう。もちろん、これはデータの種類によってちがってくる。現在のところ、16S rRNAアンプリコン解析データ（これについては後述する）は個人を特定できるほど正確ではない。メタゲノムデータならそれを可能にするかもしれない。それでも、このデータのプライバシーは厳格な連邦法によって保護されている。だれかがサンプルを入手してその人物にたどり着き、得られた情報を使ってその人物に良からぬことをしたとすれば、それはきわめて稀な例だろう。いずれにしても、私たちのどちらもこのデータをどのように悪用できるかは思いつかない。

1つの潜在的な問題は、どの医学検査にも言えることだが、決定的でない結果か正確でない結果にもとづいて検査の依頼人が不要な行為（極端なダイエットや医療行為）に走ることだ。このため、マイクロバイオームによって発見した情報は、アメリカ食品医薬品局（FDA）に認められた医学検査によって再確認しなければならない。

Question 96 妊娠前にマイクロバイオームの検査を受けておくべきですか？

不妊が気がかりでも、マイクロバイオーム（とくに膣マイクロバイオームと尿マイクロバイオーム）と不妊との関係は弱いので、妊娠前にマイクロバイオームの検査をする理由はない。だが、妊娠前に口腔マイクロバイオームの検査をするのは良い考えだ。早産が劣悪な口腔衛生と関連していることはわかっている。早産は歯茎からの出血によって細菌が胎盤に達し、炎症を誘発するために起きると考えられているのだ。マイクロバイオーム解析をしてもらうより、歯科医に歯茎の病気や虫歯がないか診てもらうほうが良いだろう。

とはいえ、いずれ妊娠前のマイクロバイオームの変化から問題を予測することが可能になるかもしれない。これは、将来的に刺激的な研究分野になるだろう。たとえば、妊娠初期か妊娠前の膣マイクロバイオームを使って、早産、妊娠糖尿病、周産期うつ病になりそうかどうかを予測できればと期待している。だが、まだそこまで研究は進んでいない。予測に信憑性を与えるには、もっと大量のデータをアルゴリズムに与えなくてはならないからだ。

それでも、未来は明るい。同様の予測をするために、すでに多くのほかのリスク因子が用いられている。より多くの因子を測定できれば、各人の妊娠経過の予測が容易になるだろう。さまざまな因子のリスト（早産歴、歯の衛生状態、体重、ＢＭＩなど）にマイクロバイオームを加えれば、予測精度を上げ、高度なヘルスケアを提供できるようになる。

Question

97

子どものマイクロバイオームの検査をしてもらうには？

小児のマイクロバイオーム検査には、たくさんの手法が提案されている。私たちが推進しているアメリカン・ガット・プロジェクト（AGP）は、多くの大規模研究計画と同じ技法を使う。これらの大規模研究計画の1つに、私たちが発起人であるアース・マイクロバイオーム・プロジェクト（EMP）がある。こちらのプロジェクトは、地球のマイクロバイオーム解析によって、その特徴を突き止めようとする共同計画だ。これらの大規模計画で使う実験プロトコルおよび計算プロトコルは、何千もの科学研究で使用され引用されてもいる。もし、あなたがアメリカン・ガット・プロジェクトに参加したい場合には、詳細をwww.americangut.org で確かめることができる。

サンプルを採取するには、お子さんの便——たいていはオムツについた便だが、ご存じのように、便がいつもオムツにおさまっているとは限らない。だから、それがある場所ならどこでも——に綿棒を刺して検査機関に郵送する。その後、お子さんの腸内細菌など微生物のリストが送られてくる。リストは、16S rRNAアンプリコン解析と呼ばれる、細菌種を同定するテクニックで得られるものだ。ウイルス、残りのゲノム、残りのRNAにかんするより詳細な解析結果も、アメリカン・ガット・プロジェクトから得ることができる。プロジェクトでは、お子さんのマイクロバイオームを、これまでに処理した1万人を超えるほかの赤ちゃんのサンプルと比較し、その比較結果もお知らせする。これによって、お子さんのマイクロバイオームが年齢や食事の似通った赤ちゃんと比べてどういう傾向にあるのかを知ることができる。同じような病気を持つほかの赤ちゃんと比べることも可能だ。

プロジェクトにかかわるあらゆるソフトウェアとデータはオープンソースなので、ほかの研究者もそれを使ってあなたのお子さんのマイクロバイオームについてさらに調べることができる。何より、すべての方法が公開されて科学界の批判的な目にさらされるので、結果は一般に正確で信頼できる。アメリカン・ガット・プロジェクトに参加すれば、各人のマイクロバイオームがどうちがうかを調べるための、信頼性が高くアクセスが容易なデータを提供することで、世界中の研究者を支援できる。

こう考えてみよう。本書では、紹介した研究の一部が少数の患者のデータにもとづいていることを何度も指摘した。クローン病の子どもに、特定の細菌種が多いらしいという発見は確かに刺激的ではある。だが、その研究がクローン病の小児20人と健康な小児20人を比べているだけなら、この発見からあなたのお子さんについて判断を下すのは難しい。しかし、この研究者たちがアメリカン・ガット・プロジェクトのデータベースを調べ、クローン病を持つ小児全員でこの細菌が多いことを確認すれば、彼らの発見を裏づける強力な情報となる。そうすれば、この証拠の組み合わせをさらに大規模な研究に適用したり、彼らの研究を臨床レベルに進めたりすることができる。

ユー・バイオーム（uBiome）、ホール・バイオーム（Whole Biome）、セカンド・ゲノム（Second Genome）、そのほか多数の企業が同一の一般的手法を使っているものの、各社はプロトコルを独自に変更している。つまり、これらの企業が得た結果を公開された研究結果と比較することは難しい。また、これらの企業のソフトウェアはオープンソースではないため、科学界によるより広範な検証を経ていない。したがって、彼らが得た結果の信頼性は低い。しかも、これらの企業に依頼したあなたの結果はほかの研究者とは共有されず、その企業が利益を得るために使用される。多くの場合、データは製薬会社に売却される。

お子さんのマイクロバイオーム解析を依頼したいなら、研究者が使う手法について少々知っておいたほうが良いかもしれない。すでに述べたように、細菌種の同定には16SｒＲＮＡアンプリコン解析と呼ばれるテクニックが使われる。この手法で得られるのは、あらゆる細菌に共通するたった1個の遺伝子のＤＮＡである。いわば、それはバーコードのようなものだ。これを使って、研究者たちはサンプル中に何種の細菌がいるかを調べ、これらの細菌種の名称をおおまかに同定する。

一方私たちが使うメタゲノム解析では、サンプルにふくまれるすべての微生物のすべての遺伝子を網羅的に解析する。ヒトゲノムの設計図——私たちの体内のあらゆるタンパク質や構造をコードするすべてのDNA——を調べるヒトゲノム計画のようなものだ。さらに、メタゲノム解析では腸内のあらゆる細菌の設計図も読み出す。16S rRNAアンプリコン解析による増幅・解析が、サンプルにふくまれる微生物を教えてくれるのに対して、メタゲノム解析はこれらの微生物が何をするかも教えてくれる。お子さんのマイクロバイオームを調べるには、後者の手法のほうが優れている。

サンプル中の微生物から得られたすべての遺伝子を調べることで、お子さんの腸内細菌がある食事にどう反応するか、あるいはお子さんのマイクロバイオームが腸内で過剰な炎症を起こしているかを知ることが可能になる。各微生物のゲノムにふくまれる情報を使えば、細菌が好む食べ物、どのような化学物質を分泌するかを予測できる。

ジャックが、こうした検査の利用法について興味深い話をしてくれた。2014年ごろのこと、彼は指の関節が痛むので困っていた。医師は軽い関節炎と診断し、ステロイドの服用を勧めた。ジャックはこの診断をあまり信用しなかった。ステロイドは血管や筋肉の炎症を鎮めるためのもので、慢性関節炎の患者の多くが生活の質を向上させるために使う。しかし、彼は37歳で、この運命を受け入れるつもりはなかった。

当時、彼はかなり体重を落としたばかりだった。厳格な食事の管理と運動によって、約12週間で約93キログラムから約75キログラムに減量していた。この前後に腸内微生物を調べていたところ、当然ながら状況が変わっていた。食べ物が変わり運動量が増えたので、体もマイクロバイオームも変化していた。いずれにしても、指の関節に炎症を起こしたものの正体について、マイクロバイオームが手がかりを与えてくれるのではないかと考えた。

7日間かけて自分のマイクロバイオーム解析をしたところ、バクテロイデス属菌が非常に多くなっていた。これは糖質を餌にする一般的な腸内微生物で、その数が少々多すぎた。下痢やリーキーガットの場合に、この菌が増殖することが多い。糖質を吸収する腸の機能が衰えるからだ。腸内に入ってくる糖質が多いと、バクテロイデス属菌が増殖する。彼はメタゲノム解析によってこのパターンを確認することができた。彼の腸内のバクテロイデス属菌のゲノムは、多様な種類の糖質を食べるのに必要な遺伝子をすべて備えていた。確かとは言えないが、良かれと思って取り入れていた運動によって体内に炎症が起きていたのかもしれなかった。運動量がいくらか度を越していたのだ。そしてこの炎症が腸内の糖質吸収不足を招き、その結果としてバクテロイデス属菌が増殖したのかもしれなかった。

しかし、彼はもっと納得のいく原因に心当たりがあった。ただし、それを自分では認めたくなかった。彼はかなり減量し、運動もたくさんしていたが、それ以上体重を落としたくなかった。カロリーには注意を払っていたため、自分がどれだけエネルギーを燃やし、どれだけカロリーを摂取しているかは正確に知っていた。彼は75〜77キログラムの体重を維持したかったので、摂取カロリーを燃やしたエネルギーに合わせようとした。ところが、運動と仕事のバランスを取る一方で、必要なカロリーを摂取するのは難しかった。そこでお菓子に頼った。大量のキャドバリー・チョコバーを買い込み、足りないカロリーをそれで補った。証拠こそないとはいえ、腸内に糖質を好む細菌が増えた事実と、必要なカロリーをまかなおうと糖質を食べた行為のあいだに、いたって興味深い関係があるようだった。もちろん、この関係が体内の炎症と関節の痛みと関連しているのだ。糖質が炎症と関連していることは多くの研究で判明していて、さまざまな自己免疫疾患と炎症の患者には低糖質食が推奨されている。

そこで、ジャックはチョコバーを食べるのを止め、プロテインバーと野菜でカロリーの不足分を補うようにした。すぐに腸内のバクテロイデス属菌が減り、3週間で関節の痛みも消えた。私たちがこんな面倒な話をあえてしたのは、腸内微生物を理解すれば、食事を変えて健康を取り戻せると知ってほしかったからだ。

もちろん、これは簡単な話ではない。ジャックはすばらしいリソースと専門知識を持っているので、食事の管理はお手のものだ。また、ここで話題になっている諸検査は費用が高い。16S rRNAアンプリコン解析による増幅・解析は比較的安価（1サンプルにつき約

75ドル）であるとはいえ、本格的なメタゲノム解析の費用はたいていかなり高額（1サンプルにつき約500ドル）である上に時間も長くかかる。スーパーコンピュータをもってしても、数百時間かかることがあるのだ。これは実際には数百時間にはならない。スーパーコンピュータは、すべての計算を複数のプロセッサで同時に行うからだ。それでも、やはり費用が高いのは否めない。

これらのメタゲノム研究によって、より安価な16S rRNAアンプリコン解析による増幅・解析の結果を解釈する能力を改善できれば言うことはない。そうすれば、各手法で得られた結果を比較し、有益で現実的な解釈をこれらのデータから引き出す能力を高めることができる。

現在のところ、アメリカン・ガットなど多くの検査企業が提供するマイクロバイオームデータから明快な結論を導き出すことはきわめて難しい。実際、自分たちが正しいという確信がないなら、そうした結論を主張することは倫理にもとるだろう。食事の管理によって自分の体で実験するのと（チョコバーの数を減らして健康的な食事に切り替えてもリスクはない）、他人相手に実験するのとはまったく次元のちがう話だ。しかし現在ロブは、カリフォルニア大学サンディエゴ校（UCSD）のゴードン・サックス博士と共同研究を進めていて、さまざまな病気の患者に抗炎症食品が与える効果を徹底的に調べている。だから、そう遠くないうちにもっと情報が得られるかもしれない。

Question

98

子どものマイクロバイオームの変化を知る方法はありますか？

イエス。だが、これを調べるプロジェクトはまだ今のところ一般消費者には利用できない。

子どもの発達が正常かどうか確かめるのに身長と体重のグラフを使うように、お子さんのマイクロバイオームの発達を観察することも可能だ。現在、大半の研究はバングラデシュとマラウィで行われている。これらの国の子どもたちは、アメリカの子どもたちと大きく異なるマイクロバイオームを持つ（異なる病気に悩まされるリスクが高い）。しかし、私たちはカリフォルニア大学サンディエゴ校と提携しているレディー小児病院と協力し、彼らが持つマイクロバイオームを構成する微生物の増殖曲線を作成しようとしている。この曲線のグラフが完成すれば、ほかの子たちと比較して、お子さんのマイクロバイオームが正常に発達しているか、何らかの疾患にかかるリスクが高くはないかを知ることができる。

同じく、炎症性腸疾患のための大規模プロジェクト（RISK）、および1型糖尿病のための大規模プロジェクト（TEDDY）も、リスク要因のある人びとのために微生物の増殖曲線のグラフを作成している。これらのグラフが完成すれば、お子さんが1型糖尿病やクローン病にかかる前に、その前兆を知ることができるようになるかもしれない。ただ、これらのプロジェクトのデータが出そろっても、あなたのデータをプロジェクトのデータに加えることは難しいだろう。両者のデータが異なる手法で得られたものだからだ。あなたが自分の検査結果をより大きな集団と比較して解釈するために使える、信頼の置ける臨床検査が登場するには、まだ少々時間がかかるだろう。

Question

99

検査で得た情報はどのように使えば良いのですか？

万人が理解できるような微生物ロードマップの計画的な作成はまだ始まったばかりだ。いろいろある中でも、私たちの研究室で得た結果が微生物GPSを提供する手助けをしている。将来、私たちはこの微生物GPSによって、お子さんの微生物が健康になるための推奨を提供できるようになるだろう。

一般に、検査結果の情報はお子さんのサンプルにふくまれる細菌のリストとして与えられる。あなたのフェイスブックの友達リストのようなものだ。サンプル中にどんな細菌種がいるか、またサンプル中の微生物の総数に対する各種の割合をパーセントで示す。お子さんにかんする報告書は、細菌の属名をふくむかもしれない。たとえばヒトなら、属名がホモで種名はサピエンスだ。これが二名法による現生人類の名称「ホモ・サピエンス」である。属レベルでは、イヌ（カニス・ファミリアリス）とタイリクオオカミ（カニス・ルプス）は区別がつかない。私があなたの家にカニスがいると言っても、あなたは怖がるべきかドッグフードを買いにいくべきかわからないのだ。

この命名法が、マイクロバイオーム解析ではつねに問題になる。検査法にかんする節で、16S rRNAアンプリコン解析とメタゲノム解析によるマイクロバイオームの解析について述べたことをご記憶と思う。前者は、お子さんのサンプルにふくまれるさまざまな細菌属に属する細菌の多さを教えてくれるのみだ。後者のメタゲノム解析なら、より詳しい同定が可能になる。カニスの例で言うなら、16S rRNAアンプリコン解析では混乱があるが、メタゲノム解析ではそれがどんな生き物かを知ることができる。

つまり、検査の手法は重要なのだ。とはいえ、検査の最終目的はあなたが得たデータをほかの人びとのデータと比較することにある。私のマイクロバイオームは、年齢、性別、体重が同じだれかのものとどれほど似ているだろうか？　私の子どものマイクロバイオームは自閉症児のものに似通っているだろうか？　こうした問いの答えを知ることができるのだ。ある単一の細菌種の存在または繁殖の情報では、現段階ではほとんど有益な情報にはならない。

しかし、お子さんのマイクロバイオームがほかの児童のものとどれほど似通っているかにかんする情報を得られれば、お子さんのプロファイルにかんして次のような問いに答えられる使い勝手の良いツールを提供できる。新しい抗生物質や食事療法は効果を上げているだろうか？　お子さんがほかの病気にかかるリスクはどれほどか？

多くの企業がこのアプローチを取っていて、それは科学界における最先端の研究テーマでもある。歩数計のような自己監視デバイスが人気を博していることから、健康のために日常的に自分を監視する動きが高まってきている。

マイクロバイオーム監視は強力なツールでもあるが、本書でご紹介した例を除けば、これらのツールはまだ開発にまでこぎ着けてはいない。必要なデータがまだまだ複雑で、解釈が難しいからだ。研究者はみな、これらのツールが簡単に使いこなせるようにデータのリソースを改善しているところだ。それでも、現段階ではそれは将来の話になる。

Question

100 検査結果が信頼できるかどうかは、どうすればわかりますか？

これは難問だ。信頼できる解析企業は3社ある（アメリカン・ガット、セカンド・ゲノム、ユー・バイオーム）。また、あなたが検査キットを入手できるなら、この3社同様のサービスを提供できるシーケンシング・センターは数百ある。ザ・バイオコレクティブ（ジャックが共同創立者）のような企業は、あなたが将来必要とするときのために便を保存し、コスモスアイディーなどの企業との連携によって解析サービスを提供する。選択肢はたくさんあるものの、すでに述べたように、現在こうしたデータから得られる情報はまだ限られている。

いずれにしても、こうした企業があなたに提供するデータの信頼性には注意したほうが良い。自分たちの大学（カリフォルニア大学サンディエゴ校とシカゴ大学）にあるシーケンシング・センターをはじめとする各地のセンターに解析を依頼する場合、私たちはつねにデータの質が高く、解析が高い基準で行われているか確認する。あなたも同じことを要求すべきだ。ある企業を選択するときには、その企業の評判を確認しよう。その企業がピアレビューされた科学論文と同じテクニックを使っているかを尋ねると良い。これがなぜ重要なのだろう？　それは、得られるデータを解釈するには、あなたのデータを解析する人が論文を書いた研究者と同じ手法を使っていることが不可欠だからだ。

解析結果は使用するツールによって変わる。マイクロバイオーム研究にしても同じことが言える。サンプルの採取（便を採取する綿棒のタイプなど）から、研究チームがサンプルからDNAを抽出する方法にいたるまで、すべてが解析結果に影響を与えるのだ。このように、分子科学（DNA研究をふくむ）は料理に似ている。みなケーキを焼こうとしているのだが、その方法によってケーキの出来映えが変わってくるのだ。

複数のサンプルを送らせる検査機関もあるが、何日もかけてたくさんのサンプルを採取するのでなければ、あまり結果にちがいはない。お子さんの便にふくまれる微生物群集は毎日大きく変化するので、1個のサンプルでは多くはわからない。どちらかと言えば、マイクロバイオームが時系列に沿ってどう変わるかを見たほうがより有益な情報になる。こうした変動を心配するかもしれないが、異なる時期に採取したサンプルの解析結果が異なっていても、かならずしも問題があるとも限らない。どのような生態系もそうであるように、マイクロバイオームは絶え間なく変化するものなので、発達しつつ変化している。この変化をとらえるには、1週間かけて数個のサンプルを採取するか、1か月のうち数回にわたってサンプルを採取することを強くお勧めする。マイクロバイオームの平均的な組成、成長とともに腸に起きていることを知るのに非常に有益だからだ。

解析企業が顧客データの解析結果の扱いについて、どんなことを言っているかにも注目しよう。もしデータを研究目的に使うと書いていれば、おそらくそれは本当だろう。その結果を使ってすぐに健康問題の診断ができると書いていれば、注意したほうが良い。アメリカ食品医薬品局は、マイクロバイオームの検査にもとづく診断を認可していないからだ。確かにアメリカ食品医薬品局は臨床実験室を認可しているとはいえ、それは実験室で元の科学論文の発見を再現できることを条件としていて、認可した実験室における解析プロセスが正しいと認めているわけではない。

科学的研究にもとづいた信頼できる標準が確立されるまでは、ユーザーレビューを読んで検査を申し込むのはあまり賢明ではない。たとえば、フィルム現像処理なら、いろいろな企業が科学論文を発表しているかどうかについて心配する必要はなかった。でき上がった写真を見れば、結果は一目瞭然だ。しかし臨床試験ともなれば、企業の見解が正しいか間違っているかを勘を頼りに判断することはできない。ユーザーレビューは当てにならないのだ。

こうした状況は幹細胞治療でも同じである。病院は繁盛しているが、科学はまだ発展途上にあるのだ。

おわりに――科学の誤用について

本書では、いろいろな心配を抱えた親御さんからいただく質問、そして現在までに得られている知識にもとづく私たちの回答をご紹介してきた。しかし、こういうやりとりはこの分野の研究者にとって辛いものでもある。病気の子のお母さんならこう言うかもしれない。「息子がとても具合が悪いんです。あらゆるものを試しましたが、何をしても良くなりません。お願いです。助けてください。この研究室に何か効くものがあるはずです！」

答えがないというのは、子を持つ親にとって不安以外の何ものでもない。一方で科学者は、自分に答えを与える能力が備わっているような気分になる。ある程度漠然とした答えなら与えられるかもしれない。この母親なら助けられるかもしれない。その感覚は人を酔わせる。人によっては、その感覚に一種の中毒になる。そうなった研究者は、現在得られているデータに裏づけられていないような主張をするようになる。いわば、でっち上げをするようになるのだ。

こうした権威の濫用は、科学者コミュニティ全体を貶めるばかりか、科学的な理解を深めようと日夜奮闘する科学者と科学に対する人びとの信頼を大きく損なう。そうした誤った主張の多くは、その起源を一種の焦燥感にたどることができるだろう。科学は刺激的だし、初歩的な発見は人びとの健康を改善する途方もない機会を指し示している。そこで、話をほんの一歩だけ進め、得られた結果がこれこれの治療に有用だとつい口をすべらせてしまうのだ。

たとえばある科学者が、マウスに与えると不安の症状を減らすような細菌を実験室で同定したとしよう。その結果を発表し、科学会議に出かけて発見について話す。メディアのインタビューにも答えるかもしれない。ある記者がこの話をまとめて記事にし、次のような人目を引く見出しをつけたとする。「ハッピー細菌がうつ病を治す」。みながこの見出しを読む。なかには、もっと詳しく記事全文を読む読者もいる。さらに元々の科学論文を読む人もいるだろう。最終的には、科学がうつ病を治療する奇跡的な細菌を発見したという印象を多くの人が持つ。ときには、この流れが科学者自身やメディアの誇張によってつくられる。しかし、原因が何であれ、結果は現在の時点で科学にできることにかんする誤った情報になる。

うつ病にかかった人（今述べた例の人）は新しい治療法を歓迎するだろう。とくに現在ある治療法には重大な副作用があり、すべての人に効くわけでもないことを考えれば無理もない。そこで論文を書いた科学者に電子メールを送ったり、電話をかけたりして、このすばらしい「新薬」（そう、アメリカ食品医薬品局〔FDA〕は病気に効き目のある微生物を医薬品として規制の対象にしている）をどうすれば入手できるかと問い合わせる。この科学者が、研究はまだ非常に初期の段階にあり、動物でしか効き目は確かめられておらず、ヒトでも効き目を示すかどうかはわかっていないと説明することを私たちは期待している。またこの科学者が、この細菌を人間が摂取しても安全かどうかわかっていないし、ましてうつ病に効くかどうかはわからないと説明するのが理想の対応だ。宿主の種がちがえば、同じ細菌でも異なる効果を示すことを思い出してほしい。たとえば、ネズミチフス菌はヒトでは下痢を起こすのみだが、マウスは死んでしまう。一方、動物には害を与えないが、ヒトにとっては死を意味する人獣共通伝染病は多数ある。

どうにも行き詰まった状況に追い込まれた患者は、自己判断するようになり、潜在的なリスクは今の苦しみより小さいと考え、細菌を入手して自分で実験してみようとするかもしれない。こうしたことは、私たちが思うより頻繁に起きている。そして、こうしただれにも管理されず許可もおりていない実験の結果は悲惨そのもので、感染症、敗血症、死にいたることとすらある。

ジャックの長男は自閉症だ。彼の研究の一部はマイクロバイオームと小児の神経発達のつながり（自閉症をふくむ）を理解しようというものだが、もし彼が自分の動物実験にもとづいて有望な治療法を見つけたとしても、わが子にその治療を試してみようとはまず思わないだろう。理由は明白だ。動物で効果が確認された治療法が、ヒトに効き目があるかどうかがわかるほど科学は発達していないのだ。私たちには、その細菌の摂取が安全か、考えられる副作用が何かはわかっていない。その治療が私たちには想像もできないような長期的な結果をもたらすかどうかもわかっていないのである。

同様に、ロブがコロラド大学とユニヴァーシティ・カレッジ・ロンドンの研究者仲間と行った土壌菌マイコバクテリウム・バッカエの研究は、この細菌がマウスの社会的ストレスとうつ病に似た症状に有益な効果を持つことを示した。[1] しかし、いかなる状況下でも、彼はヒトを対象とした適切な臨床試験が行われるまで、そういう症状に悩む患者にこの細菌を与えることは考えもしないだろう（ただし、患者が臨床試験の選択基準を満たせば、その試験に参加することを勧めるかもしれない）。

どんな治療法でも、長期的な影響を考慮しなくてはならない。あなたが腸のクロストリジウム・ディフィシル感染症を治すために糞便移植を受けたとしよう。現在得られている知識によれば、便のドナーが肥満体だった場合には、何が起きるだろうか？　もし、あなたが高脂肪・高糖質食を食べつづけたなら、体重が増える可能性は高くはないとはいえ、無視して良いほどではない。この懸念はあながち取り越し苦労ではない。ロードアイランド州のある女性は、糞便移植を受けたあとに体重が激増した。奇妙なことに、ドナーはその女性の家族の1人で、移植のときには63キログラムあまりの体重だったが、移植後しばらくして急に14キログラム近く体重が増えた。6か月後、レシピエントの女性も15キログラムあまり太って肥満体になった。3年後、彼女の体重は約80キログラムで、まだ太ったままだった。糞便移植のこうした長期的結果を調べるため、アメリカ消化器病学会（AGA）は最近になってアメリカ国立衛生研究所（NIH）から資金を得て、糞便移植のすべてのドナーとレシピエントを追跡する全国的な登録簿と、これらすべてのドナーとレシピエントのサンプルのオープンな解析データを保存するバイオバンクを開設した。登録簿とバイオバンクは、アメリカン・ガット・プロジェクトを通じて開設された。

研究者が行う研究は、あくまでその本質——研究——に照らして考えなくてはならない。私たちは問いを立てて答えを見つける。これらの答えがときにはきわめて刺激的で、未来の医療がどうなるかを教えてくれることがある。マイクロバイオーム関連の治療法が未来の医療に重要な役割を果たさないことはあまり想像できない。しかし、各種の疾患、障害、症状、病気の大半にかんするマイクロバイオーム研究は、まだ臨床応用の段階には達していない。研究者はしばしば相関関係と因果関係を混同する。2つの観察に関連があるからといって、どちらかが他方の原因であることは意味しない。だが、研究はタロット占いのようになる。どんな組み合わせでも、筋のとおった物語ができ上がるのだ。さらなる研究、つまり質の高い研究が求められている。

微生物医療はきわめて魅力的なアイデアだ。それは健康のバランスを取り戻し、そのまま維持する非侵襲的な手法になるかもしれない。それが特定の食品であろうとプロバイオティクスであろうと、スーパーマーケットで買った何かが、大きな影響を持つというアイデアはとても刺激的だ。人は自分の健康を自ら管理したいし、多くの人が副作用のある化学物質や医薬品を忌み嫌っている。マイクロバイオームは、人びとが考える、健康のあるべき姿と重なるのだ。身体のどこかでときどき起きる痙攣や症状に突如として説明がつけられ、それを治す方法が与えられるのだから。

それほど簡単なら言うことはないのだが……。

すべての疾患と治療法に言えることだが、ある治療法の効果、副作用、適用範囲（年齢、性別、既往症など）をきちんと見定めることが不可欠である。時代はプレシジョン・メディシン（高精度医療）に移行しつつあり、治療法のこうした特徴を個々の人に対して評価し、それぞれの人のニーズに合わせた治療を届けようという機運が高まっている。医師が患者の病気を特定し、場合によっては新しい治療法を提供するのにマイクロバイオームが果たす役割は大きいだろう。とはいえ、そうした新しい治療法も、かならずほかの治療法とうまく組み合わせて適用すべきだ。

このことがよくわかる例が、各種のがんの治療である。シカゴ大学でジャックの同僚であるトーマス・ガジュウスキー博士が、マウスに与えるとメラノーマの治療成績を改善する細菌を同定した。[2] この生死にかかわる皮膚がんの治療には免疫系を活性化してがんと闘う医薬品を使って、医師たちが多くの患者の治療成績を改善してきてはいた。ところが、この治療に反応しない患者もたくさんいたのだ。ガジュウスキー博士によるマウス実験では、従来の医薬品にプロバイオティクスのバクテロイデス・フラジリス（という細菌）を併用すると治療成績が上がることがわかった。つまり、免疫チェックポイント阻害剤だけの単剤療法より併用治療または多剤療法（免疫チェックポイント阻害剤とプロバイオティクス）のほうが、腫瘍の大きさと肥大化に減少が見られた。

メラノーマ患者がこの新しい併用治療法に興味を持つのは当然だ。しかし、ガジュウスキー博士が何度も強調するように、この治療法はマウスで効果があることが証明されているだけなのである。ところが、この治療法をヒトに拡大しようという動きは止められなかった。エヴェロＬＬＣという企業が最近この併用治療法に３０００万ドル投資し、ヒトを対象にした治験をはじめようとしている。

臨床試験は難しいものだ。たとえば、バイオ医薬品メーカーのセレス・セラピューティクス社は、クロストリジウム・ディフィシル感染症患者のための糞便移植につきものの不確実性に対処するにあたり、便から分離した個々の細菌種のカクテル（混合物）を用いた。混合物はすべてアメリカ食品医薬品局（ＦＤＡ）が定める医薬品の基準に則して用意された。第一相試験（安全性を見る）の結果は非常に良好で、通常の糞便移植と同等の成功率だった。

ところが、第二相試験（効果を見る）で混合物の調整法と標的細菌の個体群を変えたところ、「微生物の薬」はプラセボと変わらないほどの結果しか得られなかった。同社はその理由を探っているところだが、このことはある医薬品（または微生物）がある特定の個体群に効いても、それでこの薬や微生物があなたにも効くとは限らないということを追認している。理論的には効き目があるという確かな裏づけがある製品でも、実際には効かないこともあるのだ。もちろん、これは微生物に限った話ではない。太ったマウスを痩せさせるのに驚異的な効果を示すホルモンのレプチンは、ヒトではまったく効果がない。例外は、個体群の中できわめて特殊で稀な遺伝子異常を持つごく少数の人のみだ。

ほかの薬剤と組み合わせる多剤療法と単剤療法のいずれであるかを問わず、マイクロバイオームを用いた治療はきわめて刺激的ではあっても、高揚感を抑制することが必要で、夢中になって人びとに誤った希望を抱かせたり、自分で実験しようなどという誤った考えに走らせたりしてはならない。科学者たるもの、外部に発信する情報については慎重であるべきだ。その一方で創意工夫に富むとともに創造的でなくてはならず、実現可能に思えることを夢見て、次世代の科学を確立していくべきなのだ。

本書では、マイクロバイオームの科学の現状について述べた。有望に思える治療法や既存の治療法を裏づける、現実的で信頼できる証拠に焦点を合わせた。お子さんを持つ方々が混沌とはしていても魅力的な分野を眺めるのに、ここで提供した証拠や助言が役立つことを願っている。

最後に、お子さんのために何かを決断するときに参考にする証拠について考えてほしいことがある。決断を下すにあたっては、批判的な思考をするよう心がけよう。先入観は捨て去ってほしい。自分が信じていることに合致するデータや結論を探さないようにしよう。自分の固定観念をいったん脇に置いてニュースや科学論文を読んでほしい。ニュースの見出しやタイトルに同意できなくとも、ニュースの全文を読もう。データの背景に目を向けてほしい。clinicaltrials.gov などのウェブサイト、大学病院、国際的に評価を得ている医療機関などで証拠を確認しよう。そして自分に2つの簡単な質問をする。この研究の解釈は適切か？　この研究は私の問題にどう関連しているか？　つまり、そこで得られた情報に、お子さんにとって有益なものがあるだろうか？　もし疑問を感じたなら、自分の感覚を信じるべきだ。

つまるところ、親はあなたなのだ。決断を下す義務はあなたにあり、結果の良否にかかわらずその決断と生きていくしかない。私たちはどちらも子を持つ親であり、自分たちが間違いを犯すことも承知している。私たちの親もそうだっただろうという確信がある。もし本書にお子さんの病気にかんする情報があったら、それが役立ってくれることを切に願っている。

ご幸運を！

謝辞

まず、この本を書くべきだと説得してくれた人びと、私たちが参加した会議で質問をしてくれたすべての人びとに感謝する。マイクロバイオームに対する熱狂の陰にある科学をまとめたいという気持ちを後押ししてくれたのは、知識に対する絶えざる渇望だった。

本の執筆と出版にかんするあらゆる質問に耳を傾けてくれたエド・ヨン、科学者にとって本を書くこと、そして適切な視点を持つことの意味について話を聞かせてくれたニール・シューービンにも感謝したい。間接的だったとはいえ、エドとニールはジェームズ・レヴァインをエージェントに選ぶ手助けをしてくれた。ジェームズは、私たちが読者に何を伝えたいと考えているかをただちに理解した。出版社と読者にかんする知識を授け、サンドラ・ブレイクスリーの力を借りれば良い本になると教えてくれた。サンドラにゴーストライターになってもらってこの本を書いたとすれば、ここで彼女の寄与についてもっと詳細に述べるところだ。だが、私たちはすぐに各々が多くの意味で等しく寄与するチームになったという感覚を持った。私たちとともにこの企画に取り組み、ここに書かれている科学が正確で理解しやすいものであるように力を尽くしてくれた彼女にお礼を言いたい。

また1冊の本を書くという無謀な考えを信じ、本の内容について貴重な支援と助言をくれた、ジャックの夫人、キャサリン・ギルバートと、ロブのパートナー、アマンダ・バーミンガムにとくに「ありがとう」と言いたい。またそれぞれの両親であるヒラリーとアンソニー・ギルバート、そしてジョンとアリソン・ナイト両博士にも感謝している。彼らは初期の草稿に目をとおし、親切にも私たちの文章の細かなミスには触れないでいてくれた。

さらに、この本にアイデアを与え、草稿についてコメントしてくれた以下の多くの方々にも深謝する。エリン・レーン、ブライアンとナッダ・クヴィロシュ、ジョン・アルヴァーディ博士、アリソン・ヴァーバナック、ニコール・スコット博士、ジャイラム・K・P・ヴァナマラ博士、クリス・カルヴァート博士、マーティン・ブレイザー博士、マリア・グロリア・ドミンゲス＝ベロ博士、ハンス・ホルステ、ジェ・キム博士、ガブリエル・ハダッド博士、エミリー・ルカシェ博士、リンダ・ブルベイカー博士、マリー・クレア・アリエッタ博士、フェルナンド・ペレス博士、ユージーン・チャン博士、マーサ・カーリン、ダニエル・ファン・デア・リーリー博士、リック・スティーヴンス博士。また、いろいろアイデアを出してくれた大勢の共同研究者や仲間たちにもお礼を言いたい。彼らのアイデアがこの本に正確に反映されていることを願っている。

本書に詳述した証拠につながった科学と研究を支援してくれた資金提供機関と私たちの所属機関（アルゴンヌ国立研究所、シカゴ大学、カリフォルニア大学サンディエゴ校、ウッズホール海洋生物学研究所）に深謝する。

何より、時間とエネルギーとサンプルを快く提供し、研究を可能にしてくれた臨床試験の参加者すべてに心から感謝する。便を提供することで、あなた方は世界を変える手助けをしてくれた。

【著者紹介】
ジャック・ギルバート（Jack Gilbert）
シカゴ大学外科学教授および同大マイクロバイオーム・センター長。アース・マイクロバイオーム・プロジェクトおよびアメリカン・ガット・プロジェクトの共同創設者。

ロブ・ナイト（Rob Knight）
カリフォルニア大学サンディエゴ校小児科学・コンピュータ理工学教授および同大マイクロバイオーム・イノベーション・センター長。アース・マイクロバイオーム・プロジェクトおよびアメリカン・ガット・プロジェクトの共同創設者。

サンドラ・ブレイクスリー（Sandra Blakeslee）
『ニューヨーク・タイムズ』紙に45年近く勤続し、数々のジャーナリズム賞を受賞。

【訳者紹介】
鍛原多恵子（かじはら　たえこ）
翻訳家。米国フロリダ州ニューカレッジ卒業（哲学・人類学専攻）。訳書にクリガン＝リード『サピエンス異変』（飛鳥新社）、アル＝カリーリ編『サイエンス・ネクスト』（河出書房新社）、アッカーマン『鳥！』（講談社）、ウルフ『フンボルトの冒険』（NHK出版）、ソネンバーグ&ソネンバーグ『腸科学』（早川書房）ほか多数。

子どもの人生は「腸」で決まる
3歳までにやっておきたい最強の免疫力の育て方

2019年4月3日発行

著　者――ジャック・ギルバート／ロブ・ナイト／サンドラ・ブレイクスリー
訳　者――鍛原多恵子
発行者――駒橋憲一
発行所――東洋経済新報社
〒103-8345　東京都中央区日本橋本石町 1-2-1
電話＝東洋経済コールセンター　03(5605)7021
https://toyokeizai.net/

装　丁…………橋爪朋世
DTP…………アイランドコレクション
印刷・製本……図書印刷
編集協力………塚田理江子
編集担当………矢作知子
Printed in Japan　　ISBN 978-4-492-04643-2

あ行

か行

さ行

た行

な行

は行

ま行

や行

ら行

第１章　微生物が支配する惑星と人類

1. Weiss, M. C., et al. (2016). The physiology and habitat of the last universal common ancestor. *Nat. Microbiol., 1,* 16116.
2. Lennon, J. T., & Locey, K. J. (2016). The underestimation of global microbial diversity. *mBio, 7,* e01298–16.

第２章　子どものマイクロバイオームは３歳で決まる

1. Sender, R., Fuchs, S., & Milo, R. (2016). Revised estimates for the number of human and bacteria cells in the body. *PLoS Biol., 14,* e1002533.

第３章　微生物は妊娠に重要な役割を果たす

1. Rizzo, A., et al. (2015). Lactobacillus crispatus mediates anti-inflammatory cytokine interleukin-10 induction in response to Chlamydia trachomatis infection in vitro. *Int. J. Med. Microbiol., 305,* 815–827.
2. Van Oostrum, N., De Sutter, P., Meys, J., & Verstraelen, H. (2013). Risks associated with bacterial vaginosis in infertility patients: a systematic review and meta-analysis. *Hum. Reprod. Oxf. Engl., 28,* 1809–1815.
3. Weng, S.-L., et al. (2014). Bacterial communities in semen from men of infertile couples: Metagenomic sequencing reveals relationships of seminal microbiota to semen quality. *PloS One, 9,* e110152.
4. Lax, S., et al. (2014). Longitudinal analysis of microbial interaction between humans and the indoor environment. *Science, 345,* 1048–1052.
5. Song, S. J., et al. (2013). Cohabiting family members share microbiota with one another and with their dogs. *eLife, 2,* e00458.
6. 同上。
7. Nakano, K., et al. (2009). Detection of oral bacteria in cardiovascular specimens. *Oral Microbiol. Immunol., 24,* 64–68.
8. Madianos, P. N., Bobetsis, Y. A., & Offenbacher, S. (2013). Adverse pregnancy outcomes (APOs) and periodontal disease: Pathogenic mechanisms. *J. Periodontol., 84,* S170–S180; Bobetsis, Y. A., Barros, S. P., & Offenbacher, S. (2006). Exploring the relationship between periodontal disease and pregnancy complications. *J. Am. Dent.*

Assoc., 137, Suppl, 7S–13S.

9. Durand, R., Gunselman, E. L., Hodges, J. S., Diangelis, A. J., & Michalowicz, B. S. (2009). A pilot study of the association between cariogenic oral bacteria and preterm birth. *Oral Dis., 15*, 400–406.
10. Pozo, E., et al. (2016). Preterm birth and/or low birth weight are associated with periodontal disease and the increased placental immunohistochemical expression of inflammatory markers. *Histol. Histopathol., 31*, 231–237.
11. Corbella, S., Taschieri, S., Francetti, L., De Siena, F., & Del Fabbro, M. (2012). Periodontal disease as a risk factor for adverse pregnancy outcomes: A systematic review and meta-analysis of case-control studies. *Odontology, 100*, 232–240.
12. Smith-Spangler, C., et al. (2012). Are organic foods safer or healthier than conventional alternatives? A systematic review. *Ann. Intern. Med., 157*, 348.
13. Alcock, I., White, M. P., Wheeler, B. W., Fleming, L. E., & Depledge, M. H. (2014). Longitudinal effects on mental health of moving to greener and less green urban areas. *Environ. Sci. Technol., 48*, 1247–1255.
14. Breton, J., et al. (2016). Gut commensal E. coli proteins activate host satiety pathways following nutrient-induced bacterial growth. *Cell Metab., 23*, 324–334.
15. Rezzi, S., et al. (2007). Human metabolic phenotypes link directly to specific dietary preferences in healthy individuals. *J. Proteome Res., 6*, 4469–4477.
16. Leone, V., et al. (2015). Effects of diurnal variation of gut microbes and high-fat feeding on host circadian clock function and metabolism. *Cell Host Microbe, 17*, 681–689.
17. Santacruz, A., et al. (2010). Gut microbiota composition is associated with body weight, weight gain and biochemical parameters in pregnant women. *Br. J. Nutr., 104*, 83–92.
18. Bajaj, K., & Gross, S. J. (2015). The genetics of diabetic pregnancy. *Best Pract. Res. Clin. Obstet. Gynaecol., 29*, 102–109.
19. Fuller, M., et al. (2015). The short-chain fatty acid receptor, FFA2, contributes to gestational glucose homeostasis. *Am. J. Physiol. Endocrinol. Metab., 309*, E840–E851.
20. Allen, J. M., et al. (2015). Voluntary and forced exercise differentially alters the gut microbiome in C57BL/6J mice. *J. Appl. Physiol. Bethesda Md (1985), 118*, 1059–1066.
21. Kang, S. S., et al. (2014). Diet and exercise orthogonally alter the gut microbiome and reveal independent associations with anxiety and cognition. *Mol. Neurodegener., 9*, 36.
22. Tibaldi, C., et al. (2016). Maternal risk factors for abnormal vaginal flora during

pregnancy. *Int. J. Gynaecol. Obstet. Off. Organ Int. Fed. Gynaecol. Obstet., 133*, 89–93; Donders, G. G. G. (2015). Reducing infection-related preterm birth. BJOG *Int. J. Obstet. Gynaecol., 122*, 219; Newton, E. R., Piper, J., & Peairs, W. (1997). Bacterial vaginosis and intraamniotic infection. *Am. J. Obstet. Gynecol., 176*, 672–677.

23. Prince, A. L., et al. (2016). The placental membrane microbiome is altered among subjects with spontaneous preterm birth with and without chorioamnionitis. *Am. J. Obstet. Gynecol., 214*, 627.e1–627.e16.
24. Abramovici, A., et al. (2015). Quantitative polymerase chain reaction to assess response to treatment of bacterial vaginosis and risk of preterm birth. *Am. J. Perinatol., 32*, 1119–1125.
25. Yang, S., et al. (2015). Is there a role for probiotics in the prevention of preterm birth? *Front. Immunol., 6*, 62; Yang, S., et al. (2014). Probiotic Lactobacillus rhamnosus GR-1 supernatant prevents lipopolysaccharide-induced preterm birth and reduces inflammation in pregnant CD-1 mice. *Am. J. Obstet. Gynecol., 211*, 44.e1–44.e12.
26. Bierne, H., et al. (2012). Activation of type III interferon genes by pathogenic bacteria in infected epithelial cells and mouse placenta. *PloS One, 7*, e39080.
27. Lemas, D. J., et al. (2016). Exploring the contribution of maternal antibiotics and breastfeeding to development of the infant microbiome and pediatric obesity. *Semin. Fetal. Neonatal Med., 21*, 406–409.
28. Stokholm, J., et al. (2014). Antibiotic use during pregnancy alters the commensal vaginal microbiota. *Clin. Microbiol. Infect. Off. Publ. Eur. Soc. Clin. Microbiol. Infect. Dis., 20*, 629–635.
29. Mueller, N. T., et al. (2015). Prenatal exposure to antibiotics, cesarean section and risk of childhood obesity. *Int. J. Obes. 2005, 39*, 665–670.
30. Kuperman, A. A., & Koren, O. (2016). Antibiotic use during pregnancy: How bad is it? *BMC Med., 14*, 91.
31. Tormo-Badia, N., et al. (2014). Antibiotic treatment of pregnant non-obese diabetic mice leads to altered gut microbiota and intestinal immunological changes in the offspring. *Scand. J. Immunol., 80*, 250–260; Ledger, W. J., & Blaser, M. J. (2013). Are we using too many antibiotics during pregnancy? *BJOG Int. J. Obstet. Gynaecol., 120*, 1450–1452; Metsälä, J., et al. (2013). Mother's and offspring's use of antibiotics and infant allergy to cow's milk. *Epidemiol. Camb. Mass, 24*, 303–309; Atladóttir, H. Ó., Henriksen, T. B., Schendel, D. E., & Parner, E. T. (2012). Autism after infection, febrile

episodes, and antibiotic use during pregnancy: An exploratory study. *Pediatrics, 130,* e1447–1454; Stensballe, L. G., Simonsen, J., Jensen, S. M., Bønnelykke, K., & Bisgaard, H. (2013). Use of antibiotics during pregnancy increases the risk of asthma in early childhood. *J. Pediatr., 162,* 832–838.e3.

32. Stensballe, L. G., Simonsen, J., Jensen, S. M., Bønnelykke, K., & Bisgaard, H. (2013). Use of antibiotics during pregnancy increases the risk of asthma in early childhood. *J. Pediatr., 162,* 832–838.e3; Kaplan, Y. C., Keskin-Arslan, E., Acar, S., & Sozmen, K. (2016). Prenatal selective serotonin reuptake inhibitor use and the risk of autism spectrum disorder in children: A systematic review and meta-analysis. *Reprod. Toxicol. Elmsford N, 66,* 31–43; Alwan, S., Friedman, J. M., & Chambers, C. (2016). Safety of selective serotonin reuptake inhibitors in pregnancy: A review of current evidence. *CNS Drugs, 30,* 499–515; Ross, L. E., et al. (2013). Selected pregnancy and delivery outcomes after exposure to antidepressant medication: a systematic review and meta-analysis. *JAMA Psychiatry, 70,* 436–443; El Marroun, H., et al. (2012). Maternal use of selective serotoninreuptake inhibitors, fetal growth, and risk of adverse birth outcomes. *Arch. Gen. Psychiatry, 69,* 706–714.

第4章　誕生——マイクロバイオームとの出合い

1. Aagaard, K., et al. (2014). The placenta harbors a unique microbiome. *Sci. Transl. Med., 6,* 237ra65; Lauder, A. P., et al. (2016). Comparison of placenta samples with contamination controls does not provide evidence for a distinct placenta microbiota. *Microbiome, 4,* 29.
2. Dominguez-Bello, M. G., et al. (2010). Delivery mode shapes the acquisition and structure of the initial microbiota across multiple body habitats in newborns. *Proc. Natl. Acad. Sci. U.S.A., 107,* 11971–11975.
3. Dominguez-Bello, M. G., et al. (2016). Partial restoration of the microbiota of cesarean-born infants via vaginal microbial transfer. *Nat. Med., 22* (3), 250–253, doi:10.1038/nm.4039.
4. Portela, D. S., Vieira, T. O., Matos, S. M., de Oliveira, N. F., & Vieira, G. O. (2015). Maternal obesity, environmental factors, cesarean delivery and breastfeeding as determinants of overweight and obesity in children: Results from a cohort. *BMC Pregnancy Childbirth, 15,* 94; Pei, Z., et al. (2014). Cesarean delivery and risk of childhood obesity. *J. Pediatr., 164,* 1068–1073.e2; Huh, S. Y., et al. (2012). Delivery by caesarean sec-

tion and risk of obesity in preschool age children: A prospective cohort study. *Arch. Dis. Child., 97,* 610–616; Blustein, J., et al. (2013). Association of caesarean delivery with child adiposity from age 6 weeks to 15 years. *Int. J. Obes. 2005, 37,* 900–906.

5. Henningsson, A., Nyström, B., & Tunnell, R. (1981). Bathing or washing babies after birth? *Lancet Lond. Engl., 2,* 1401–1403.
6. Shulak, B. (1963). The antibacterial action of vernix caseosa. *Harper Hosp. Bull., 21,* 111–117; Jha, A. K., Baliga, S., Kumar, H. H., Rangnekar, A., & Baliga, B. S. (2015). Is there a preventive role for vernix caseosa? An invitro study. *J. Clin. Diagn. Res., 9,* SC13–16.
7. Warner, B. B., et al. (2016). Gut bacteria dysbiosis and necrotizing enterocolitis in very low birthweight infants: A prospective case-control study. *Lancet Lond. Engl., 387,* 1928–1936.
8. McMurtry, V. E., et al. (2015). Bacterial diversity and clostridia abundance decrease with increasing severity of necrotizing enterocolitis. *Microbiome, 3,* 11.
9. Niemarkt, H. J., et al. (2015). Necrotizing enterocolitis: A clinical review on diagnostic biomarkers and the role of the intestinal microbiota. *Inflamm. Bowel Dis., 21,* 436–444.
10. Underwood, M. A. (2016). Impact of probiotics on necrotizing enterocolitis. *Semin. Perinatol.* doi:10.1053/j.semperi.2016.09.017.
11. Penders, J., et al. (2014). New insights into the hygiene hypothesis in allergic diseases: Mediation of sibling and birth mode effects by the gut microbiota. *Gut Microbes, 5,* 239–244.
12. Penders, J., et al. (2013). Establishment of the intestinal microbiota and its role for atopic dermatitis in early childhood. *J. Allergy Clin. Immunol., 132,* 601–607.e8.
13. Human Microbiome Project Consortium. (2012). Structure, function and diversity of the healthy human microbiome. *Nature, 486,* 207–214.
14. 同上。
15. Zozaya, M., et al. (2016). Bacterial communities in penile skin, male urethra, and vaginas of heterosexual couples with and without bacterial vaginosis. *Microbiome, 4,* 16.
16. Song, S. J., et al. (2013). Cohabiting family members share microbiota with one another and with their dogs. eLife, 2, e00458; Yatsunenko, T., et al. (2012). Human gut microbiome viewed across age and geography. *Nature.* doi:10.1038/nature11053.

第5章　母乳哺育と子どもの健康

1. Kramer, M. S., et al. (2007). Effects of prolonged and exclusive breastfeeding on child height, weight, adiposity, and blood pressure at age *6.5* y: Evidence from a large randomized trial. *Am. J. Clin. Nutr., 86*, 1717–1721.
2. Sela, D. A., et al. (2008). The genome sequence of Bifidobacterium longum subsp. infantis reveals adaptations for milk utilization within the infant microbiome. *Proc. Natl. Acad. Sci. U.S.A., 105*, 18964–18969; Bode, L. (2009). Human milk oligosaccharides: Prebiotics and beyond. *Nutr. Rev., 67* Suppl 2, S183–191; Yu, Z.-T., et al. (2013). The principal fucosylated oligosaccharides of human milk exhibit prebiotic properties on cultured infant microbiota. *Glycobiology, 23*, 169–177.
3. Sela, D. A., et al. (2008). The genome sequence of Bifidobacterium longum subsp. infantis reveals adaptations for milk utilization within the infant microbiome. *Proc. Natl. Acad. Sci. U.S.A., 105*, 18964–18969.
4. Charbonneau, M. R., et al. (2016). Sialylated milk oligosaccharides promote microbiota-dependent growth in models of infant undernutrition. *Cell, 164*, 859–871.
5. Bode, L. (2009). Human milk oligosaccharides: Prebiotics and beyond. *Nutr. Rev., 67* Suppl 2, S183–S191.
6. Goldsmith, A. J., et al. (2016). Formula and breast feeding in infant food allergy: A population-based study. *J. Paediatr. Child Health, 52*, 377–384.
7. Bravi, F., et al. (2016). Impact of maternal nutrition on breast-milkcomposition: A systematic review. *Am. J. Clin. Nutr., 104*, 646–662.
8. Grote, V., et al. (2016). Breast milk composition and infant nutrient intakes during the first 12 months of life. *Eur. J. Clin. Nutr., 70*, 250–256.
9. Prentice, A. M., et al. (1980). Dietary supplementation of Gambian nursing mothers and lactational performance. *The Lancet, 316*, 886–888.
10. Makrides, M., Neumann, M. A., & Gibson, R. A. (1996). Effect of maternal docosahexaenoic acid (DHA) supplementation on breast milk composition. *Eur. J. Clin. Nutr., 50*, 352–357.
11. Dunstan, J. A., et al. (2004). The effect of supplementation with fish oil during pregnancy on breast milk immunoglobulin A, soluble CD14, cytokine levels and fatty acid composition. *Clin. Exp. Allergy J. Br. Soc. Allergy Clin. Immunol., 34*, 1237–1242.
12. Chung, A. M., Reed, M. D., & Blumer, J. L. (2002). Antibiotics and breast-feeding: A critical review of the literature. *Paediatr. Drugs, 4*, 817–837.

13. Newton, E. R., & Hale, T. W. (2015). Drugs in breast milk. *Clin. Obstet. Gynecol., 58*, 868–884.
14. Dubois, N. E., & Gregory, K. E. (2016). Characterizing the intestinal microbiome in infantile colic: Findings based on an integrative review of the literature. *Biol. Res. Nurs., 18*, 307–315.
15. De Weerth, C., Fuentes, S., Puylaert, P., & de Vos, W. M. (2013). Intestinal microbiota of infants with colic: Development and specific signatures. *Pediatrics, 131*, e550–558.
16. Indrio, F., et al. (2014). Prophylactic use of a probiotic in the prevention of colic, regurgitation, and functional constipation: A randomized clinical trial. *JAMA Pediatr., 168*, 228–233.

第6章　抗生物質は良い細菌も殺す

1. Dargaville, P. A., Copnell, B., & Australian and New Zealand Neonatal Network. (2006). The epidemiology of meconium aspirationsyndrome: Incidence, risk factors, therapies, and outcome. *Pediatrics, 117*, 1712–1721.
2. Lee, J., et al. (2016). Meconium aspiration syndrome: A role for fetalsystemic inflammation. *Am. J. Obstet. Gynecol., 214*, 366.e1–9.
3. Zloto, O., et al. (2016). Ophthalmia neonatorum treatment and prophylaxis: IPOSC global study. *Graefes Arch. Clin. Exp. Ophthalmol., 254*, 577–582.
4. Theriot, C. M., et al. (2014). Antibiotic-induced shifts in the mouse gut microbiome and metabolome increase susceptibility to Clostridium difficile infection. *Nat. Commun., 5*, 3114.
5. Dethlefsen, L., & Relman, D. A. (2011). Incomplete recovery and individualized responses of the human distal gut microbiota to repeated antibiotic perturbation. *Proc. Natl. Acad. Sci. U.S.A., 108* Suppl 1, 4554–4561.
6. Cox, L. M., & Blaser, M. J. (2015). Antibiotics in early life and obesity. *Nat. Rev. Endocrinol., 11*, 182–190.
7. Benjamin Neelon, S. E., et al. (2015). Early child care and obesity at 12 months of age in the Danish National Birth Cohort. *Int. J. Obes. 2005, 39*, 33–38.
8. Gerber, J. S., et al. (2016). Antibiotic exposure during the first 6 months of life and weight gain during childhood. *JAMA, 315*, 1258.
9. Cho, I., et al. (2012). Antibiotics in early life alter the murine colonic microbiome and adiposity. *Nature, 488*, 621–626.

第7章　子どもを下痢とアレルギーから守るプロバイオティクス

1. Sood, A., et al. (2009). The probiotic preparation, VSL#3 induces remission in patients with mild-to-moderately active ulcerative colitis. *Clin. Gastroenterol. Hepatol., 7,* 1202–1209, 1209.e1; Gaudier, E., Michel, C., Segain, J.-P., Cherbut, C., & Hoebler, C. (2005). The VSL#3 probiotic mixture modifies microflora but does not heal chronic dextran-sodium sulfate-induced colitis or reinforce the mucus barrier in mice. *J. Nutr., 135,* 2753–2761; Kim, H. J., et al. (2005). A randomized controlled trial of a probiotic combination VSL#3 and placebo in irritable bowel syndrome with bloating. *Neurogastroenterol. Motil., 17,* 687–696; Loguercio, C., et al. (2005). Beneficial effects of a probiotic VSL#3 on parameters of liver dysfunction in chronic liver diseases. *J. Clin. Gastroenterol., 39,* 540–543; Kim, H. J., et al. (2003). A randomized controlled trial of a probiotic, VSL#3, on gut transit and symptoms in diarrhoea-predominant irritable bowel syndrome. *Aliment. Pharmacol. Ther., 17,* 895–904.
2. Matsuzaki, T., & Chin, J. (2000). Modulating immune responses with probiotic bacteria. *Immunol. Cell Biol., 78,* 67–73.
3. Berni Canani, R., et al. (2016). Lactobacillus rhamnosus GG-supplemented formula expands butyrate-producing bacterial strains in food allergic infants. *ISME J., 10,* 742–750.
4. Tang, M. L. K., et al. (2015). Administration of a probiotic with peanut oral immunotherapy: A randomized trial. *J. Allergy Clin. Immunol., 135,* 737–744.e8.
5. Zuccotti, G., et al. (2015). Probiotics for prevention of atopic diseases in infants: Systematic review and meta-analysis. *Allergy, 70,* 1356–1371.
6. Allen, S. J., et al. (2014). Probiotics in the prevention of eczema: A randomised controlled trial. *Arch. Dis. Child., 99,* 1014–1019.
7. Thomas, C. L., & Fernández-Peñas, P. (2016). The microbiome and atopic eczema: More than skin deep. *Australas. J. Dermatol.* doi:10.1111/ajd.12435.
8. Salarkia, N., Ghadamli, L., Zaeri, F., & Sabaghian Rad, L. (2013). Effects of probiotic yogurt on performance, respiratory and digestive systems of young adult female endurance swimmers: A randomized controlled trial. *Med. J. Islam. Repub. Iran, 27,* 141–146.
9. Di Pierro, F., Di Pasquale, D., & Di Cicco, M. (2015). Oral use of Streptococcus salivarius K12 in children with secretory otitis media: Preliminary results of a pilot, uncontrolled study. *Int. J. Gen. Med., 8,* 303–308.

10. Dominguez-Bello, M. G., & Blaser, M. J. (2008). Do you have a probiotic in your future? *Microbes Infect., 10*, 1072–1076.
11. Szajewska, H., & Mrukowicz, J. Z. (2001). Probiotics in the treatment and prevention of acute infectious diarrhea in infants and children: A systematic review of published randomized, double-blind, placebo-controlled trials. *J. Pediatr. Gastroenterol. Nutr., 33* Suppl 2, S17–S25.
12. Mohsin, M., Guenther, S., Schierack, P., Tedin, K., & Wieler, L. H. (2015). Probiotic Escherichia coli Nissle 1917 reduces growth, Shiga toxin expression, release and thus cytotoxicity of enterohemorrhagic Escherichia coli. *Int. J. Med. Microbiol., 305*, 20–26.
13. Sazawal, S., et al. (2006). Efficacy of probiotics in prevention of acute diarrhoea: A meta-analysis of masked, randomised, placebo-controlled trials. *Lancet Infect. Dis., 6*, 374–382.
14. Slattery, J., MacFabe, D. F., & Frye, R. E. (2016). The significance of the enteric microbiome on the development of childhood disease: A review of prebiotic and probiotic therapies in disorders of childhood. *Clin. Med. Insights Pediatr., 10*, 91–107.
15. McFadden, R.-M. T., et al. (2015). The role of curcumin in modulating colonic microbiota during colitis and colon cancer prevention. *Inflamm. Bowel Dis., 21*, 2483–2494.
16. Cao, Y., et al. (2016). Modulation of gut microbiota by berberine improves steatohepatitis in high-fat diet-fed BALB/C Mice. *Arch. Iran. Med., 19*, 197–203.

第8章　アレルギーや病気を防ぐ子どもの食事

1. Vandeputte, D., et al. (2016). Stool consistency is strongly associated with gut microbiota richness and composition, enterotypes and bacterial growth rates. *Gut, 65*, 57–62.
2. Franciscovich, A., et al. (2015). PoopMD, a mobile health application, accurately identifies infant acholic stools. *PLoS One, 10*, e0132270.
3. Blanton, L. V., Barratt, M. J., Charbonneau, M. R., Ahmed, T., & Gordon, J. I. (2016). Childhood undernutrition, the gut microbiota, and microbiota-directed therapeutics. *Science, 352*, 1533.
4. Smith, M. I., et al. (2013). Gut microbiomes of Malawian twin pairs discordant for kwashiorkor. *Science, 339*, 548–554.
5. Du Toit, G., et al. (2015). Randomized trial of peanut consumption in infants at risk

for peanut allergy. *N. Engl. J. Med., 372*, 803–813.
6. Rachid, R., & Chatila, T. A. (2016). The role of the gut microbiota in food allergy. *Curr. Opin. Pediatr., 28*, 748–753.
7. Clemente, J. C., et al. (2015). The microbiome of uncontacted Amerindians. *Sci. Adv., 1*, e1500183–e1500183; Dominguez-Bello, M. G., et al. (2016). Ethics of exploring the microbiome of native peoples. *Nat. Microbiol., 1*, 16097; Turroni, S., et al. (2016). Fecal metabolome of the Hadza hunter-gatherers: A host-microbiome integrative view. *Sci. Rep., 6*, 32826.
8. Leone, V., et al. (2015). Effects of diurnal variation of gut microbes and high-fat feeding on host circadian clock function and metabolism. *Cell Host Microbe, 17*, 681–689.
9. Dewhirst, F. E. (2016). The oral microbiome: Critical for understanding oral health and disease. *J. Calif. Dent. Assoc., 44*, 409–410.
10. Thaiss, C. A., et al. (2016). Persistent microbiome alterations modulate the rate of post-dieting weight regain. *Nature*. doi:10.1038/nature20796.
11. Zhang, C., et al. (2015). Dietary modulation of gut microbiota contributes to alleviation of both genetic and simple obesity in children. *EBioMedicine, 2*, 968–984.
12. Smith-Spangler, C., et al. (2012). Are organic foods safer or healthier than conventional alternatives? A systematic review. *Ann. Intern. Med., 157*, 348.
13. Holme, F., et al. (2016). The role of diet in children's exposure to organophosphate pesticides. *Environ. Res., 147*, 133–140.
14. Schrödl, W., et al. (2014). Possible effects of glyphosate on mucorales abundance in the rumen of dairy cows in Germany. *Curr. Microbiol., 69*, 817–823.
15. Suez, J., et al. (2014). Artificial sweeteners induce glucose intolerance by altering the gut microbiota. *Nature, 514*, 181–186.
16. Giulivo, M., Lopez de Alda, M., Capri, E., & Barceló, D. (2016). Human exposure to endocrine disrupting compounds: Their role in reproductive systems, metabolic syndrome and breast cancer. A review. *Environ. Res., 151*, 251–264.
17. Oishi, K., et al. (2008). Effect of probiotics, Bifidobacterium breve and Lactobacillus casei, on bisphenol A exposure in rats. *Biosci. Biotechnol. Biochem., 72*, 1409–1415.

第9章　子どもの腸内微生物は大人とはまるで別物

1. Faith, J. J., et al. (2013). The long-term stability of the human gut microbiota. *Science, 341*, 1237439.

2. Dominguez-Bello, M. G., et al. (2010). Delivery mode shapes the acquisition and structure of the initial microbiota across multiple body habitats in newborns. *Proc. Natl. Acad. Sci. U.S.A., 107*, 11971–11975.
3. Bäckhed, F., et al. (2015). Dynamics and stabilization of the human gut microbiome during the first year of life. *Cell Host Microbe, 17*, 852.
4. Koenig, J. E., et al. (2011). Succession of microbial consortia in the developing infant gut microbiome. *Proc. Natl. Acad. Sci. U.S.A., 108* Suppl 1, 4578–4585.
5. Faith, J. J., et al. (2013). The long-term stability of the human gut microbiota. *Science, 341*, 1237439.
6. Palm, N. W., et al. (2014). Immunoglobulin A coating identifies colitogenic bacteria in inflammatory bowel disease. *Cell, 158*, 1000–1010.
7. Barr, J. J., et al. (2013). Bacteriophage adhering to mucus provide a non-host-derived immunity. *Proc. Natl. Acad. Sci. U.S.A., 110*, 10771–10776.
8. Vandeputte, D., et al. (2016). Stool consistency is strongly associated with gut microbiota richness and composition, enterotypes and bacterial growth rates. *Gut, 65*, 57–62.
9. Mello, C. S., et al. (2016). Gut microbiota differences in children from distinct socioeconomic levels living in the same urban area in Brazil. *J. Pediatr. Gastroenterol. Nutr., 63*, 460–465.
10. Yatsunenko, T., et al. (2012). Human gut microbiome viewed across age and geography. *Nature*. doi:10.1038/nature11053.
11. Goodrich, J. K., et al. (2014). Human genetics shape the gut microbiome. *Cell, 159*, 789–799.
12. Braun-Fahrländer, C., et al. (2002). Environmental exposure to endotoxin and its relation to asthma in school-age children. *N. Engl. J. Med., 347*, 869–877; Riedler, J., et al. (2001). Exposure to farming in early life and development of asthma and allergy: A cross-sectional survey. *Lancet Lond. Engl., 358*, 1129–1133.
13. 同上。

第10章　腸と脳はつながっている

1. Kennedy, P. J., Cryan, J. F., Dinan, T. G., & Clarke, G. (2017). Kynurenine pathway metabolism and the microbiota-gut-brain axis. *Neuropharmacology, 112*, 399–412.
2. Bravo, J. A., et al. (2012). Communication between gastrointestinal bacteria and the

nervous system. *Curr. Opin. Pharmacol., 12,* 667–672.

3. Messaoudi, M., et al. (2011). Assessment of psychotropic-like properties of a probiotic formulation (Lactobacillus helveticus R0052 and Bifidobacterium longum R0175) in rats and human subjects. *Br. J. Nutr., 105,* 755–764.
4. Gacias, M., et al. (2016). Microbiota-driven transcriptional changes in prefrontal cortex override genetic differences in social behavior. *eLife,* 5:e13442; Hoban, A. E., et al. (2016). Regulation of prefrontal cortex myelination by the microbiota. *Transl. Psychiatry, 6,* e774; Braniste, V., et al. (2014). The gut microbiota influences blood-brain barrier permeability in mice. *Sci. Transl. Med., 6,* 263ra158; Janik, R., et al. (2016). Magnetic resonance spectroscopy reveals oral Lactobacillus promotion of increases in brain GABA, N-acetyl aspartate and glutamate. *NeuroImage, 125,* 988–995; Sampson, T. R., et al. (2016). Gut microbiota regulate motor deficits and neuroinflammation in a model of Parkinson's disease. *Cell, 167,* 1469–1480.e12; Mitew, S., Kirkcaldie, M. T. K., Dickson, T. C., & Vickers, J. C. (2013). Altered synapses and gliotransmission in Alzheimer's disease and AD model mice. *Neurobiol. Aging, 34,* 2341–2351; Bravo, J. A., et al. (2011). Ingestion of Lactobacillus strain regulates emotional behavior and central GABA receptor expression in a mouse via the vagus nerve. *Proc. Natl. Acad. Sci., 108,* 16050–16055.
5. Zheng, P., et al. (2016). Gut microbiome remodeling induces depressive-like behaviors through a pathway mediated by the host's metabolism. *Mol. Psychiatry, 21,* 786–796.

第11章　ワクチン接種の正しい考え方

1. "AAP Publishes New Policies to Boost Child Immunization Rates" (2016). www.healthychildren.org.
2. De Vrese, M., et al. (2005). Probiotic bacteria stimulate virus-specific neutralizing antibodies following a booster polio vaccination. *Eur. J. Nutr., 44,* 406–413.
3. Soh, S. E., et al. (2010). Effect of probiotic supplementation in the first 6 months of life on specific antibody responses to infant hepatitis B vaccination. *Vaccine, 28,* 2577–2579.
4. Licciardi, P. V., et al. (2013). Maternal supplementation with LGG reduces vaccine-specific immune responses in infants at high-risk of developing allergic disease. *Front. Immunol., 4,* 381.
5. Kukkonen, K., Nieminen, T., Poussa, T., Savilahti, E., & Kuitunen, M. (2006). Effect of

probiotics on vaccine antibody responses in infancy: A randomized placebo-controlled double-blind trial. *Pediatr. Allergy Immunol., 17*, 416–421.

6. Mao, X., et al. (2016). Dietary Lactobacillus rhamnosus GG supplementation improves the mucosal barrier function in the intestine of weaned piglets challenged by porcine rotavirus. *PloS One, 11*, e0146312.
7. Davidson, L. E., Fiorino, A.-M., Snydman, D. R., & Hibberd, P. L. (2011). Lactobacillus GG as an immune adjuvant for live-attenuated influenza vaccine in healthy adults: A randomized double-blind placebo-controlled trial. *Eur. J. Clin. Nutr., 65*, 501–507.

第12章　清潔にしすぎることの悪影響

1. Morass, B., Kiechl-Kohlendorfer, U., & Horak, E. (2008). The impact of early lifestyle factors on wheezing and asthma in Austrian preschool children. *Acta Paediatr., 97*, 337–341.
2. Stein, M. M., et al. (2016). Innate immunity and asthma risk in Amish and Hutterite farm children. *N. Engl. J. Med., 375*, 411–421.
3. Riedler, J., et al. (2001). Exposure to farming in early life and development of asthma and allergy: A cross-sectional survey. *Lancet Lond. Engl., 358*, 1129–1133; Fall, T., et al. (2015). Early exposure to dogs and farm animals and the risk of childhood asthma. *JAMA Pediatr., 169*, e153219; Von Mutius, E. (2007). Allergies, infections and the hygiene hypothesis: The epidemiological evidence. *Immunobiology, 212*, 433–439.
4. Stein, M. M., et al. (2016). Innate immunity and asthma risk in Amish and Hutterite farm children. *N. Engl. J. Med., 375*, 411–421.
5. Fall, T., et al. (2015). Early exposure to dogs and farm animals and the risk of childhood asthma. *JAMA Pediatr., 169*, e153219.
6. Fujimura, K. E., et al. (2014). House dust exposure mediates gut microbiome Lactobacillus enrichment and airway immune defense against allergens and virus infection. *Proc. Natl. Acad. Sci., 111*, 805–810.
7. Fall, T., et al. (2015). Early exposure to dogs and farm animals and the risk of childhood asthma. *JAMA Pediatr., 169*, e153219.
8. Song, S. J., et al. (2013). Cohabiting family members share microbiota with one another and with their dogs. *eLife, 2*, e00458.
9. Lax, S., et al. (2014). Longitudinal analysis of microbial interaction between humans and the indoor environment. *Science, 345*, 1048–1052.

10. Krezalek, M. A., DeFazio, J., Zaborina, O., Zaborin, A., & Alverdy, J. C. (2016). The shift of an intestinal "microbiome" to a "pathobiome" governs the course and outcome of sepsis following surgical injury. *Shock, 45*, 475–482.

11. Lynch, S. J., Sears, M. R., & Hancox, R. J. (2016). Thumb-sucking, nail-biting, and atopic sensitization, asthma, and hay fever. *Pediatrics*. doi:10.1542/peds.2016-0443.

12. Yee, A. L., & Gilbert, J. A. (2016). Microbiome. Is triclosan harming your microbiome? *Science, 353*, 348–349.

13. Poole, et al. (2016) *mSphere, 1*, 3.

14. Hospodsky, D., et al. (2014). Hand bacterial communities vary across two different human populations. *Microbiology, 160*, 1144–1152.

15. Gibbons, S. M., et al. (2015). Ecological succession and viability of human-associated microbiota on restroom surfaces. *Appl. Environ. Microbiol., 81*, 765–773.

16. Miranda, R. C., & Schaffner, D. W. (2016). Longer contact times increase cross-contamination of Enterobacter aerogenes from surfaces to food. *Appl. Environ. Microbiol., 82*, 6490–6496.

17. Afshinnekoo, E., et al. (2015). Geospatial resolution of human and bacterial diversity with city-scale metagenomics. *Cell Syst., 1*, 97–97.e3.

18. Hsu, T., et al. (2016). Urban transit system microbial communities differ by surface type and interaction with humans and the environment. *mSystems, 1*, e00018–16.

19. Gonzalez, A., et al. (2016). Avoiding pandemic fears in the subway and conquering the platypus: Table 1. *mSystems, 1*, e00050–16.

20. Hesselmar, B., Hicke-Roberts, A., & Wennergren, G. (2015). Allergy in children in hand versus machine dishwashing. *Pediatrics, 135*, e590–597.

21. Kamimura, M., et al. (2016). The effects of daily bathing on symptoms of patients with bronchial asthma. *Asia Pac. Allergy, 6*, 112–119.

22. Costello, E. K., Gordon, J. I., Secor, S. M., & Knight, R. (2010). Post-prandial remodeling of the gut microbiota in Burmese pythons. *ISME J., 4*, 1375–1385.

23. Thaiss, C. A., et al. (2014). Transkingdom control of microbiota diurnal oscillations promotes metabolic homeostasis. *Cell, 159*, 514–529.

24. Leone, V., et al. (2015). Effects of diurnal variation of gut microbes and high-fat feeding on host circadian clock function and metabolism. *Cell Host Microbe, 17*, 681–689.

25. Korves, T. M., et al. (2013). Bacterial communities in commercial aircraft high-efficiency particulate air (HEPA) filters assessed by PhyloChip analysis. *Indoor Air, 23*, 50–

61.
26. Kembel, S. W., et al. (2014). Architectural design drives the biogeography of indoor bacterial communities. *PLoS One, 9*, e87093.

第13章　子どもの病気と微生物の関係

1. Yan, M., et al. (2013). Nasal microenvironments and interspecific interactions influence nasal microbiota complexity and S. aureus carriage. *Cell Host Microbe, 14*, 631–640.
2. Zipperer, A., et al. (2016). Human commensals producing a novel antibiotic impair pathogen colonization. *Nature, 535*, 511–516.
3. Fall, T., et al. (2015). Early exposure to dogs and farm animals and the risk of childhood asthma. *JAMA Pediatr., 169*, e153219.
4. Fujimura, K. E., et al. (2014). House dust exposure mediates gut microbiome Lactobacillus enrichment and airway immune defense against allergens and virus infection. *Proc. Natl. Acad. Sci., 111*, 805–810.
5. Stein, M. M., et al. (2016). Innate immunity and asthma risk in Amish and Hutterite farm children. *N. Engl. J. Med., 375*, 411–421.
6. Arrieta, M.-C., et al. (2015). Early infancy microbial and metabolic alterations affect risk of childhood asthma. *Sci. Transl. Med., 7*, 307ra152.
7. Fujimura, K. E., et al. (2016). Neonatal gut microbiota associates with childhood multisensitized atopy and T cell differentiation. *Nat. Med., 22*, 1187–1191.
8. Hsiao, E. Y., et al. (2013). Microbiota modulate behavioral and physiological abnormalities associated with neurodevelopmental disorders. *Cell, 155*, 1451–1463.
9. Kang, D.-W., et al. (2013). Reduced incidence of Prevotella and other fermenters in intestinal microflora of autistic children. *PLoS One, 8*, e68322.
10. Teng, F., et al. (2015). Prediction of early childhood caries via spatial-temporal variations of oral microbiota. *Cell Host Microbe, 18*, 296–306.
11. Pozo-Rubio, T., et al. (2013). Influence of early environmental factors on lymphocyte subsets and gut microbiota in infants at risk of celiac disease; the PROFICEL study. *Nutr. Hosp., 28*, 464–473.
12. Davis-Richardson, A. G., et al. (2014). Bacteroides dorei dominates gut microbiome prior to autoimmunity in Finnish children at high risk for type 1 diabetes. *Front. Microbiol., 5*, 678.

おわりに――科学の誤用について

1. Reber, S. O., et al. (2016). Immunization with a heat-killed preparation of the environmental bacterium *Mycobacterium vaccae* promotes stress resilience in mice. *Proc. Natl. Acad. Sci., 113,* E3130–E3139.
2. Sivan, A., et al. (2015). Commensal Bifidobacterium promotes antitumor immunity and facilitates anti-PD-L1 efficacy. *Science, 350,* 1084–1089.